Kliniktaschenbücher

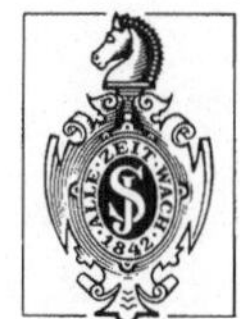

Augenbewegungsstörungen in Neurologie und Ophthalmologie

Herausgegeben von
P. Marx

Mit 22 Abbildungen

Springer-Verlag
Berlin Heidelberg New York Tokyo 1984

Prof. Dr. Peter Marx

Freie Universität Berlin, Klinikum Steglitz
Neurologische Klinik und Poliklinik
Hindenburgdamm 30, 1000 Berlin 45

ISBN-13: 978-3-540-12991-2   e-ISBN-13: 978-3-642-69442-4
DOI: 10.1007/978-3-642-69442-4

CIP-Kurztitelaufnahme der Deutschen Bibliothek
Augenbewegungsstörungen in Neurologie und Ophthalmologie/hrsg. von
P. Marx. – Berlin; Heidelberg; New York; Tokyo: Springer, 1984.
(Kliniktaschenbücher)

NE: Marx, Peter [Hrsg.]

Satz und Bindearbeiten: G. Appl, Wemding. Druck: aprinta, Wemding
2121/3140-543210

Vorwort

Augenbewegungsstörungen spielen in Neurologie und Ophthalmologie eine große Rolle. Ihre Differentialdiagnose umfaßt so unterschiedliche Erkrankungen wie angeborene und erworbene Fusionsstörungen, ischaemische Insulte, Hirnmassenblutungen, raumfordernde und entzündliche intrakranielle und orbitale Prozesse, kraniale Polyneuropathien, die Myasthenien sowie okuläre Myositiden und Myopathien.

Die genaue Analyse okulomotorischer und bulbomotorischer Störungen und die Erfassung evtl. begleitender neurologischer Ausfalls- und Reizsymptome ist kein diagnostischer Luxus, sondern Grundlage für die lokalisatorische und ätiologische Abklärung und somit Voraussetzung für eine rationale und erfolgversprechende Therapie.

Die im folgenden wiedergegebenen Einzelbeiträge des 2. neurologischen Symposiums im Klinikum Steglitz der Freien Universität Berlin versuchen eine Orientierungshilfe in diesem komplizierten, klinisch und wissenschaftlich gleichermaßen wichtigen und interessanten Spezialgebiet zu geben. Es ist die Hoffnung der Autoren, daß dieser Band die Aufmerksamkeit für die abgehandelten Störungen stärkt, ihr Verständnis erleichtert und die Kommunikation zwischen Ophthalmologen und Neurologen fördert.

Berlin, August 1983   P. Marx

Inhaltsverzeichnis

VIII

Autorenverzeichnis

Priv. Doz. Dr. Hans-Wolfgang Kölmel
Freie Universität Berlin, Klinikum Charlottenburg
Neurologische Abteilung, Spandauer Damm 130
1000 Berlin 19

Priv. Doz. Dr. med. Detlef Kömpf
Med. Hochschule Lübeck, Neurologische Klinik
Ratzeburger Allee 106, 2400 Lübeck 1

Prof. Dr. Guntram Kommerell
Universitäts-Augenklinik, Abteilung Schielbehandlung
Klinikum der Albert-Ludwigs-Universität
Killianstraße 21, 7800 Freiburg

Prof. Dr. Peter Marx
Freie Universität Berlin, Klinikum Steglitz, Neurologische Klinik und Poliklinik, Hindenburgdamm 30
1000 Berlin 45

Prof. Dr. R. Schiffter
Krankenhaus Am Urban, Chefarzt der Neurologischen Abteilung
Dieffenbachstraße 1, 1000 Berlin 61

Prof. Dr. B. Schmidt
Freie Universität Berlin, Klinikum Steglitz, Augenklinik
und Poliklinik, Hindenburgdamm 30, 1000 Berlin 45

Prof. Dr. P. Wolf
Freie Universität Berlin, Klinikum Charlottenburg
Neurologische Abteilung, Spandauer Damm 130
1000 Berlin 19

schärfe. Erst im visuellen Kortex werden die Meldungen beider Gesichtsfelder dann binokular koordiniert und nach dieser Bildfusion erscheint die Wahrnehmung beider Augen einheitlich und subjektiv als ein in der Mitte der Stirn empfundenes Zyklopenauge, wie Helmholtz es bezeichnet hat.

Anatomie und Physiologie des okulomotorischen Systems

Alle Augenbewegungen des Menschen sind koordiniert, ohne daß uns dieser Vorgang bewußt wird. Immer werden beide Augen bewegt, auch dann, wenn es genügen würde, nur ein Auge zu bewegen – die Augen können nicht mehr wie etwa noch bei der Seemöve oder dem Chamäleon unabhängig voneinander bewegt werden.

Gleichsinnige konjugierte Augenbewegungen werden hierbei als *Versionen,* gegensinnige disjugierte Bewegungen als *Vergenzen* (Konvergenz- und Divergenzbewegungen) bezeichnet. Physiologisch kommt die vornehmliche Bedeutung den Versionen zu; sie können entsprechend unterschiedlichen Funktionen im wesentlichen in zwei fundamentale Bewegungstypen unterteilt werden:

1. Schnelle Augenbewegungen: die Sakkaden oder Blickzielbewegungen sowie die schnellen Phasen der Nystagmusschläge. Die Funktion dieser Augenbewegungen ist jeweils das Erfassen neuer Objekte und die Zentrierung des Objektes in der Fovea zentralis.

2. Langsame Folgebewegungen: die visuellen Folgebewegungen und die langsamen Nystagmusphasen; die Funktion ist hier das Verfolgen und die Stabilisation eines bewegten Objektes auf der Retina.

Mit Hilfe dieser Augenbewegungen kann die primäre Funktion des okulomotorischen Systems gewährleistet werden, nämlich jeweils durch entsprechende Bewegungen der Augen einen ungestörten Sehvorgang zu ermöglichen und so die Stabilität unserer Außenwahrnehmung aufrecht zu erhalten.

Entsprechend den verschiedenen Funktionen der beiden Augenbewegungstypen kommen ihnen auch gänzlich unterschiedliche Funktionscharakteristika zu: *Sakkaden* sind unsere einzigen willkürlichen Augenbewegungen, die Geschwindigkeit ist sehr hoch (bis zu 900 %/s), die Dauer kurz. Diese Regelgrößen können dabei nicht willkürlich gewählt werden, sondern sind automatisch abhängig von der Amplitude. Die Größe einer Sakkade wird vor Beginn fest programmiert, eine Veränderung im Verlauf ist nicht möglich, auch keine kontinuierliche visuelle Regelung. Die auslösenden Reize sind ein Zielort im peripheren Gesichtsfeld, andere Sinnesreize oder ein Erinnerungs- oder Willensimpuls. Während einer Sakkade findet eine Hemmung der visuellen Bewegungswahrnehmung statt (Boghen et al. 1974, Kornhuber 1978). Die *langsamen Folgebewegungen* hingegen können nicht willkürlich beim Betrachten einer stationären Umwelt ausgeführt werden. Man kann also z.B. nicht eine stationäre Landschaft mit langsamen Augenfolgebewegungen betrachten, sondern das geschieht immer über entsprechende Sakkadensprünge. Die Geschwindigkeit langsamer Folgebewegungen ist sehr viel niederer (bis zu 100°/s), eine Kontrolle von Richtung und Geschwindigkeit dieser Bewegung ist jederzeit möglich, ebenso eine visuelle Nachregelung während der Bewegung. Der auslösende Reiz ist immer ein bewegtes Sehding (Kornhuber 1978).

Was ist nun die anatomische und physiologische Grundlage dieser Bewegungen? Stimulations- (Bender u. Shanzer 1964, Cohen u. Komatsuzaki 1972, Kömpf et al. 1979) und Läsionsstudien (Bender u Shanzer 1964, Pasik u. Pasik 1964, Cohen et al. 1968, Kömpf et al. 1979) ergaben hier die wesentlichen Erkenntnisse.

Konjugierte Augenbewegungen erwiesen sich in Stimulationsexperimenten als sehr weit über der gesamten, jeweils kontralateralen Hemisphäre repräsentiert (Abb. 1, Pasik u. Pasik 1975). Auffallend ist hierbei, daß kortical lediglich die Zentralregion ausgespart erscheint, hier also insbesondere der motorische Kortex in der Präzentralregion. Augenbewegungen sind somit gerade im motorischen Kortex offenbar nicht vertreten. Weiter subkortikal zeigt sich dann eine Konvergenz dieser funktionellen Bahnen gegen das Tegmentum im Hirnstamm; weiterhin sind auch hier alle induzierten Augenbewegungen nach kontralateral gerichtet. Eine wesentliche Änderung des Reizerfolges findet sich dann auf der Höhe der Okulomotoriuskerne, wo eine elektriche Reizung jetzt plötzlich eine Horizontalbewegung der Augen nach ipsilateral auslöst und nicht mehr nach kontralateral, so daß gefolgert werden kann, daß hier eine Kreuzung der okulomotorischen Bahnen stattgefunden hat.

Der vorherrschende Typ von Augenbewegungen in diesem okulomotorischen System ist somit horizontal,

4

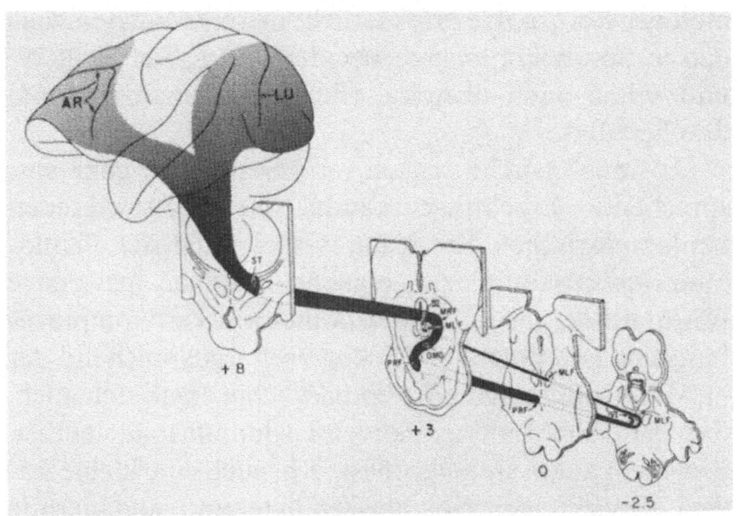

Abb. 1. Modellvorstellung des okulomotorischen Systems. Die Gehirnoberfläche (Rhesusaffe) und die Frontalschnitte sind in verschiedenem Maßstab gezeichnet. Die Zahlen sind stereotaktische Koordinaten in der ap-Ebene und geben den Abstand zwischen den einzelnen Frontalschnitten an (in mm). Die Punktierung zeigt die Lokalisation der physiologischen, okulomotorischen Bahnen (linke Hemisphäre). AR LU Sulci im Frontal- bzw. Okzipitalhirn, wobei der letztere beim Affen den Okzipitallappen vom Parietal- bzw. Temporallappen trennt. ST Subthalamus, MRF mesencephale Formatio reticularis, III Okulomotoriuskernkomplex, OMD Kreuzung der okulomotorischen Bahnen (oculomotor decussation), PRF pontine Formatio reticularis, VI Abducenskern, MLF mediales Längsbündel (medial longitudinal fasciculus). (Aus: Pasik u. P. Pasik 1975)

die Augenbewegungen sind bis zur Höhe des Okulomotoriuskernkomplexes nach kontralateral, weiter kaudal nach ipsilateral gerichtet. Bei unilateralen Reizungen traten in keinem Fall vertikale Augenbewegungen auf – hierzu war jeweils eine bilaterale simultane Reizung homologer Reizpunkte erforderlich; diese Reizungen wurden insbesondere mesodienzephal (Kömpf et al. 1979) und selten auch okzipital (Bender u. Shanzer 1964) durchgeführt.

Läsionsversuche zeigten im wesentlichen ganz entsprechende Ergebnisse: kaudal der nachgewiesenen okulomotorischen Kreuzung, also kaudal des Okulomotoriuskernkomplexes, ergaben Läsionen ipsiversive Blickparesen, rostral des Okulomotoriuskernkomplexes hingegen kontraversive Blickparesen. Entsprechend der in Abb. 1 aufgezeigten Reizpunktdichte ergab sich auch, daß die Größe einer effektiven Läsion umso kleiner ist, je weiter kaudal sie gelegen ist, d. h. auch eine kleine Läsion bewirkt hier eine ausgeprägte und andauernde Blickparese. Je weiter rostral die Läsion lokalisiert ist, um so flüchtiger sind die dann jeweils nach kontralateral gerichteten Blickparesen. Sehr wichtig ist, daß selbst ausgedehnte unilaterale Läsionen im Bereich der Hemisphären kortikal und subkortikal kein anhaltendes okulomotorisches Defizit erzeugen konnten. Nur die sog. „one stage decortication", also die Abtragung einer gesamten Hemisphäre in einer Operation, erzeugte hier eine anhaltende Blickparese nach kontralateral (Pasik u. Pasik 1975). Kortikal sind somit nicht alle Strukturen, von denen Augenbewegungen ausgelöst werden können, offensichtlich unbedingt auch funktionell notwendig – einseitige Läsionen sind hier größtenteils kompensierbar, d. h. die gesunde Hemisphäre kann nach einer gewissen Zeit die Initiierung der Augenbewegungen übernehmen.

An dieser Stelle sei noch eine Bemerkung zu der Großhirnfunktion für die willkürlichen Augenbewegungen angefügt; die Funktion des Kortex besteht offenbar nicht in der Herstellung von Bewegungsabläufen selbst, sondern nur in deren höheren Voraussetzungen: Entdeckung, Analyse, Bewertung und Auswahl von Blickzielen, Entscheidung beim visuellen Suchen, die feine visuelle Steuerung der Bewegungen. Die aktive Hervorbringung von raumzeitlichen Bewegungsmustern, die bei Willkürbewegungen notwendig ist, ist rein kortikal nicht möglich (Kornhuber 1978), sondern hier sind neurale Integratoren erforderlich, die vor allem in den letzten zehn Jahren dann auch im rostralen Hirnstamm nachgewiesen werden konnten.

Das Koordinationszentrum aller Augenbewegungen konnte in die paramediane pontine Formatio reticularis (PPRF) lokalisiert werden (Übersicht s. Henn et al. 1982), ein Gebiet, das im wesentlichen dem pontinen Blickzentrum der älteren Kliniker entspricht. Eine Läsion in diesem Bereich führt immer zu einer bleibenden supranukleären ipsiversiven Blickparese. Elektrische Reize innerhalb dieses Gebietes induzieren, wie schon erwähnt, nach ipsilateral gerichtete Augendeviationen.

Entsprechende supranukleäre Strukturen für vertikale Augenbewegungen liegen räumlich getrennt rostrodorsal in der mesenzephalen Formatio reticularis (Büttner-Ennever u. Büttner 1978, Kömpf et al. 1979); das kritische Gebiet liegt rostro-medial des Nucleus ruber in der Area praerubralis und wurde von Büttner-Ennever als rostraler interstitialer Kern des medialen Längsbündels (riMLF) bezeichnet. Wichtig ist hier jedoch – wie immer bei vertikalen Augenbewegungen –, daß nur eine simultane bilaterale Stimulation vertikale Augenbewegungen auslösen kann, und daß nur bei einer bilateralen

Läsion eine vertikale Blickparese resultiert (Bender 1980).

Den eigentlichen Beweis, daß es sich hier um echte neurale Integrationszentren handelt, erbrachten dann Einzelzellableitungen, die in diesen supranukleären Blickzentren für horizontale/vertikale Augenbewegungen Neuronen nachwiesen, die vor und während horizontalen bzw. vertikalen Augenbewegungen aktiviert werden (Cohen u. Henn 1972, Büttner et al. 1977).

Die Abb. 2 zeigt schematisch die Charakteristika eines einer Sakkade zugrundeliegenden Signals, wie es in den supranukleären Blickzentren codiert wird. Voraus geht jeweils eine hohe phasische Entladungsfrequenz – burst oder pulse. Hierdurch werden die Motoneuronen

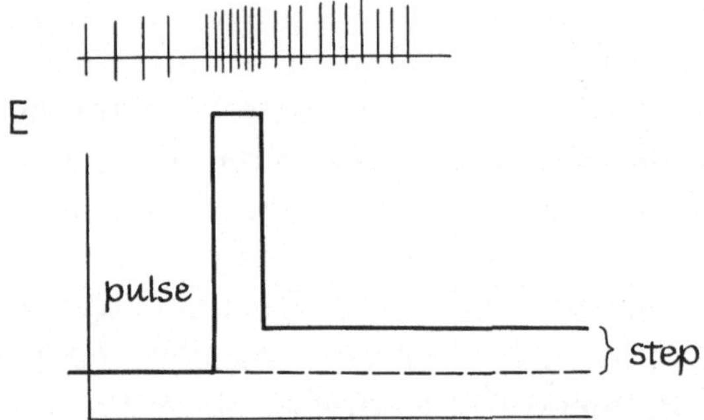

Abb. 2. Phasisch/tonischer Innervationswechsel sakkadischer Augenbewegungen (pulse and step command). Das „pulse"-Signal entspricht dem plötzlichen (phasischen) Anstieg in der Entladungsrate der „burst"-Neuronen zu Beginn einer Sakkade, das „step"-Signal steht entsprechend für die im Vergleich zur präsakkadischen immer noch deutlich erhöhten Innervationsrate („tonic"-Zellen) bei Fixation am Ende einer Sakkade.
E = Entladungsrate okulärer Motoneuronen

der Augenmuskelkerne aktiviert, um die Augen rasch gegen den viskösen Widerstand des Orbitagewebes zu bewegen; das entsprechende neuronale Netzwerk in der PPRF wird als neuraler Generator bezeichnet. Nach Erreichen des Fixationspunktes muß dann jedoch weiter eine im Vergleich zur präsakkadischen immer noch deutlich erhöhte, tonische Innervationsrate aufrecht erhalten werden (step), um die Augen gegen die elastischen Rückstellkräfte in der neuen Position zu halten. Das neuronale Netzwerk wird als neuraler Integrator bezeichnet, da das entsprechende step-Signal aufgrund einer Integration (im mathemetischen Sinne) des pulse-Signals codiert wird. Jeder sakkadischen Augenbewegung liegt somit ein phasisch-tonischer Innervationswechsel – ein „pulse and step command" – zugrunde (Übersicht s. Spector u. Troost 1981).

Faßt man alle Daten zusammen, ergibt sich ein Modell der supranukleären Organisation von Augenbewegungen im rostralen Hirnstamm, welches in Abb. 3 schematisch dargestellt ist. Im Mittelpunkt steht die paramediane pontine Formatio reticularis (PPRF); hier werden alle Augenbewegungen, die willkürlichen, die optisch und auch die vestibulär induzierten generiert (Zusammenfassung s. Henn et al. 1982). Die für Horizontalbewegungen verantwortlichen Bahnen verlaufen von der PPRF zum ipsilateralen Abduzenskern und zwar sowohl zu den Motoneuronen, die den ipsilateralen Rectus lateralis innervieren, als auch zu den internukleären Neuronen, deren Axone über die Mittellinie projizieren (Highstein 1977), im medialen Längsbündel der Gegenseite zum kontralateralen Okulomotoriuskern aufsteigen und so den kontralateralen Rectus medialis inner-

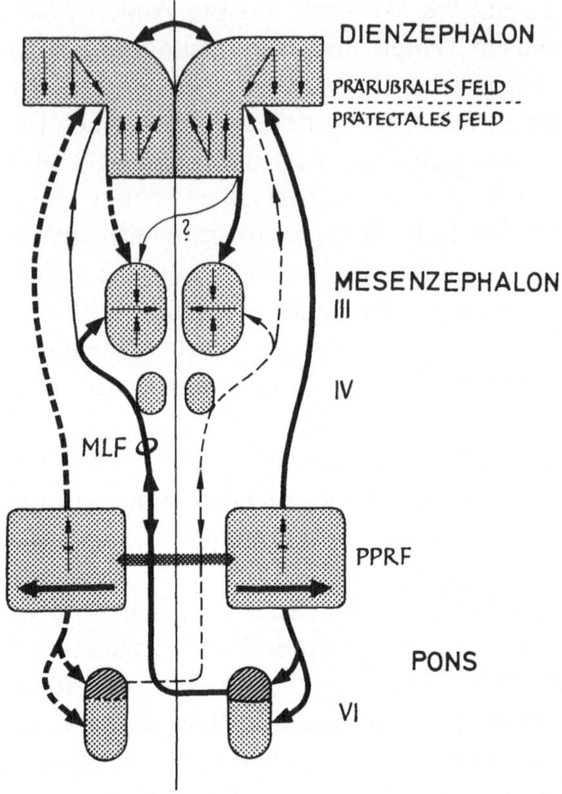

Abb. 3. Schematische Darstellung der supranukleären Organisation der Augenbewegungen im Hirnstamm (Einzelheiten s. Text). Die Richtung der Augenbewegungen, die in den jeweiligen anatomischen Arealen generiert wird, ist durch Pfeile charakterisiert. III Nucl. oculomotorius, IV Nucl. trochlearis, FLM medialies Längsbündel, PPRF paramediane pontine Formatio reticularis, VI Nucl. abducens, /////// internukleäre Neurone des Abduzenskerns

vieren. Hiermit sind alle für horizontale Augenbewegungen relevanten Hirnstammstrukturen und -verbindungen skizziert.

Die vertikalen Bewegungskomponenten werden ebenfalls von der PPRF zum prärubralen und prätektalen Feld, also „rostral iMLF" und hintere Kommissur und ihre Kerne geführt. Es ist dem Schema zu entnehmen, daß auch diese Kerngebiete unter dem Einfluß der PPRF stehen, wobei insbesondere medialen Anteilen hier eine koordinierende Funktion horizontaler und vertikaler Bewegungskomponenten zuzukommen scheint (Henn et al. 1982). Von dem vertikalen Blickzentrum, also vorwiegend der Area praerubralis – bei der hinteren Kommissur scheint es sich nur um ein von hier ausgehendes besonderes Bahnensystem zu handeln –, erfolgt dann die Weiterleitung der hier generierten Signale für vertikale Augenbewegungen zum dritten und vierten Hirnnervenkern. Allen Augenbewegungen gemeinsam ist die anatomische Endstrecke von den Augenmuskelkernen zu den optomotorischen Hirnnerven.

Das Schema der Abb. 3 stellt die anatomisch-physiologische Grundlage aller Augenbewegungen dar, wobei zusätzlich alle Augenbewegungen einer hierarchischen Ordnung innerhalb des okulomotorischen Systems unterliegen. Unter physiologischen Bedingungen wie z. B. einer Drehung mit offenen Augen reagiert das vestibuläre System am schnellsten; über den vestibulo-okulären Reflex induzierte langsame Augenbewegungen stellen die Basis der kompensatorischen Blickstabilisation dar. Das übergeordnete optokinetische System arbeitet langsamer, gleichzeitig jedoch präziser und bewirkt so eine ergänzende Feineinstellung der vestibulär induzierten Bewegungen. Willkürliche Augenbewegungen, vorwiegend die Fixation, können hierbei vestibulär und optisch induzierte Bewegungen unterdrücken. Weiterhin unterliegen alle okulomotorischen Vorgänge zusätzlich einer zerebellären Modulation (Carpenter 1977, Raphan u. Cohen 1978, Spector u. Troost 1981, Troost 1981).

Klinik supranukleärer Augenbewegungsstörungen

Die sehr diffuse Repräsentation des okulomotorischen Systems im ZNS bedingt, daß okulomotorische Störungen im Rahmen neurologischer Erkrankungen sehr häufige und in der Regel auch komplizierte Phänomene darstellen. Die wichtigsten Syndrome sollen im Folgenden zumindest kursorisch dargestellt werden. Einzelheiten sind ausführlichen Übersichten oder Monographien zu entnehmen (im deutschsprachigen Raum u.a. Kömpf 1982, Brandt u. Büchele 1983).

Schon früh wurde von Klinikern eine getrennte kortikale Repräsentation schneller (sakkadischer) und langsamer Augenbewegungen, also teilweise getrennte Funktionssysteme der Willkürblickmotorik, postuliert. Als willkürliche Blickkommandozentrale wurden die prämotorischen frontalen Augenfelder entsprechend der Area 8 von Brodmann angesehen und es lag nahe, die visuellen Assoziationsfelder als kortikales Zentrum der Blickfolgebewegungen anzusehen. Als Verbindung dieser zwei Zentren wurden hypothetische intrakortikale Bahnen postuliert. Allerdings gelang bis heute der neurophysiologische Nachweis eines frontalen Augenfeldes nicht, d. h. in diesem Gebiet konnten keine Neuronen nachgewiesen werden, die kurz vor spontanen Sakkaden entladen.

Bei akuten frontalen Prozessen wie Blutungen oder Traumen können klinisch jedoch charakteristische isolierte Sakkadenparesen imponieren, d. h. Sakkaden nach kontralateral sind dann nicht möglich bei ungestörten Folgebewegungen in beiden Richtungen. Bei Fällen mit bilateraler Sakkadenparese kann ein Fixationsspasmus auftreten, der auf eine Enthemmung des okzipitalen Fixationsreflexes zurückgeführt wird: Die Augen bleiben starr auf einen Gegenstand fixiert, so daß weitere Augenbewegungen nicht mehr möglich sind, solange die Fixation nicht kurzfristig durch Unterbindung jeglicher Afferenz unterbrochen wird, d. h. der Patient muß die Augen schließen, um die Augenposition verändern zu können. Ähnliche Phänomene wurden insbesondere bei MS-Patienten beschrieben. Kongenitale Fälle werden als okulomotorische Apraxie bezeichnet; typisch sind hier abnorme Kopfbewegungen, über die die Patienten neue Blickziele aufnehmen (Cogan 1960).

Okulomotorische Störungen bei parieto-okzipitalen Läsionen sind klinisch meist durch begleitende Hemianopsie und Sehstörungen schwieriger zu erkennen. Im typischen Fall resultiert eine Störung der glatten Folgebewegungen nach ipsilateral bei ungestörten Sakkaden in beiden Richtungen. Meist findet sich allerdings nur angedeutet eine sog. sakkadierte Folgebewegung zur Herdseite, d. h. die normalerweise glatte

Bewegung ist unterbrochen von kleinen stufenförmigen Sakkaden. Bei beidseitigen Läsionen des Hinterhauptlappens entfallen beim Menschen im akuten Zustand der Rindenblindheit alle visuell geführten Augenbewegungen.

Einseitige kortikale/subkortikale Hemisphärenläsionen führen somit – lediglich bei größerer Ausdehnung – zu einer kontralateralen Blickparese, die allerdings meist nur flüchtig ist. Bei ausgeprägteren Formen kann eine Deviation conjugée nach ipsilateral vorliegen („der Kranke schaut den Herd an"). Bei Insulten konnte nachgewiesen werden, daß einer solchen Deviation conjugée prognostisch eine ungünstige Bedeutung zukommt (Kayser-Catchalian 1977). Klart der Patient auf, ist meist schon eine Rückbildung der tonischen Augendeviation erfolgt. Meist stellt sich dann auch innerhalb von Tagen bis Wochen eine vollständige Rückbildung der Parese ein; bei frontalen Läsionen häufig über das Stadium einer isolierten Sakkadenparese.

Daß auch beim Menschen entsprechend den tierexperimentellen Befunden jede einzelne Hemisphäre die Kapazität besitzt, Augenbewegungen in beiden Richtungen zu initiieren, wird am deutlichsten dokumentiert durch die klinisch unauffälligen Augenbewegungen bei Patienten, bei denen eine Hemisphärektomie durchgeführt wurde (Volk u. Bruell 1956, White 1961, Troost et al. 1972).

Die eigentliche Domäne der neuro-ophthalmologischen Topodiagnostik liegt jedoch im Hirnstammbereich. Entsprechend den experimentellen Befunden läßt sich auch beim Menschen jede bleibende *horizontale Blickparese* nahezu immer auf eine ipsilaterale PPRF-

14

Läsion (s. o.) zurückführen. Inkomplette Schädigungen des pontinen Blickgenerators führen zu einer ebenfalls ipsiversiven Sakkadenverlangsamung, blickparetischem Nystagmus und einer Optokinetikminderung. Die Ätiologie umfaßt raumfordernde, vaskuläre und auch entzündliche Prozesse sowie Systemerkrankungen; häufig finden sich begleitend entsprechende pontine gekreuzte Hirnstammsyndrome.

Ein *Ausfall des Abduzenskerns* simuliert eine ipsiversive Blickparese, da sowohl die Motoneuronen des Rectus lateralis (s. Abb. 3) als auch die internukleären Neuronen des Kerns betroffen werden, die zur Gegenseite projizieren (Henn et al. 1982). Doppelseitige PPRF-Läsionen heben alle horizontalen willkürlichen und Reflex-Augenbewegungen auf und auch die vertikalen Augenbewegungen finden sich zumindest flüchtig beeinträchtigt.

Wird neben der PPRF auch das mediale Längsbündel mit erfaßt, resultiert ein sog. *Eineinhalb-Syndrom* (Fisher 1964): Neben einer horizontalen Blickparese liegt gleichzeitig ipsilateral eine internukleäre Ophthalmoplegie vor (ipsilaterale Adduktionsparese und dissoziierter Nystagmus des kontralateralen Auges). Fakultativ kann zusätzlich eine paralytische pontine Exotropie, i. e. Exodeviation des kontralateralen Auges vorliegen.

Vertikale Blickparesen entstehen auch beim Menschen ausschließlich bei bilateralen Läsionen im mesodienzephalen Übergangsbereich, also der Area praerubralis mit dem rostralen interstitialen Kern des medialen Längsbündels (riMLF; Büttner-Ennever er al. 1982) und der Area praetectalis mit der Commissura posterior und deren Kernen (Pasik et al. 1969). Vertikale Blickparesen stellen somit eines der wichtigsten topodiagnostischen Zeichen der klinischen Neuro-Ophthalmologie dar. Klinisch liegt am häufigsten (Tabelle 1) eine isolierte Heberparese vor, welche vorwiegend bei einer Unterbrechung der Commissura posterior resultiert. Am zweithäufigsten ist eine kombinierte Heber- und Senkerparese, die komplette vertikale Blickparese. Eine isolierte Blickparese nach unten ist sehr selten; nur insgesamt sechs histopathologisch verifizierte Fälle wurden in der Literatur berichtet und immer lag eine bilaterale Läsion im Bereich der Area praerubralis zugrunde (Büttner-Ennever et al. 1982, Kömpf 1982). Alleinige Läsionen der oberen Vierhügel oder des N. interstitialis CAJAL bewirken keine vertikale Blickstörung.

Nach Angaben in der Literatur werden ätiologisch die reinen Heberparesen sowie die kompletten vertikalen Blickparesen nach oben und unten vorwiegend durch einen Tumor (Pinealisregion, Hirnstamm) oder auch durch einen akuten Verschlußhydrozephalus (Leigh et al. 1982) verursacht. Die Abb. 4 zeigt ein typisches Parinaud-Syndrom (reine Heber- und Konvergenzparese) bei einem 17jährigen Patienten mit einem Germinom in der Pinealisregion. Die Ursache der sehr seltenen isolierten Blickparese nach unten ist in der Regel ein bilateraler Infarkt des mesodienzephalen Übergangsgebietes im Versorgungsgebiet der (häufig imparen) Aa. thalamoperforantes post. (Syn: posterior thalamo-subthalamic paramedian artery – Segarra 1970; intermediate deep interpeduncular artery – Schlesinger 1976). Begleitend finden sich anfänglich nahezu immer Bewußtseins-, späterhin – bedingt durch einen gleich-

Tabelle 1. Häufigkeit neuro-ophthalmologischer Begleitphämonene bei 26 Fällen von vertikaler Blickparese

NEURO-OPHTHALMOLOGISCHE MITTELHIRNZEICHEN		FREQUENZ ABSOLUT	(%)
VERTIKALE BLICK-WENDUNG	ISOLIERTE BLICKPARESE NACH OBEN	18	(69)
	ISOLIERTE BLICKPARESE NACH UNTEN	1	(4)
	KOMPLETTE VERTIKALE BLICKPARESE	7	(27)
	VERTIKALER BLICKRICHTUNGS-NYSTAGMUS	9	(35)
	SKEW DEVIATION	5	(19)
CONVERGENZ	PARALYSE, PARESE	18	(69)
	SPASMUS	-	-
	CONVERGENZ-NYSTAGMUS	1	(4)
	NYSTAGMUS RETRACTORIUS	2	(8)
PUPILLEN	DILATATION	3	
	ANISOKORIE	6	
	MIOSIS	7	
	REFLEKTORISCHE PUPILLENSTARRE	-	(67 %)
	TONISCHE LICHTREAKTION	11	
	FEHLENDE LICHTREAKTION	2	
AKKOMODATION	PARALYSE	-	
	SPASMUS	-	
LIDER	LIDRETRAKTION (COLLIER ZEICHEN)	2	
	PTOSE	1	
OKULOMOTORISCHE HIRNNERVENKERNE	III, IV PARESE	-	

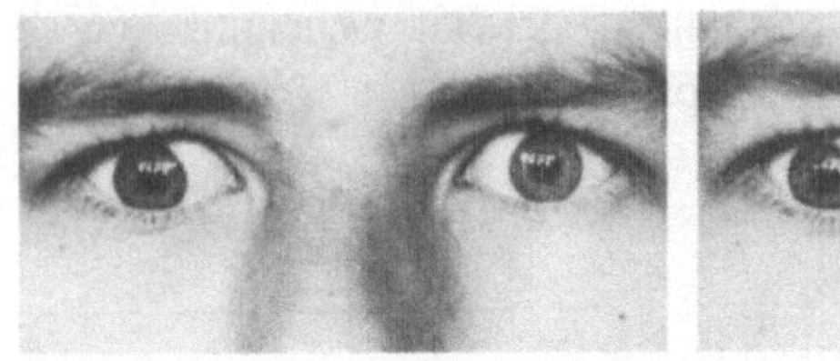

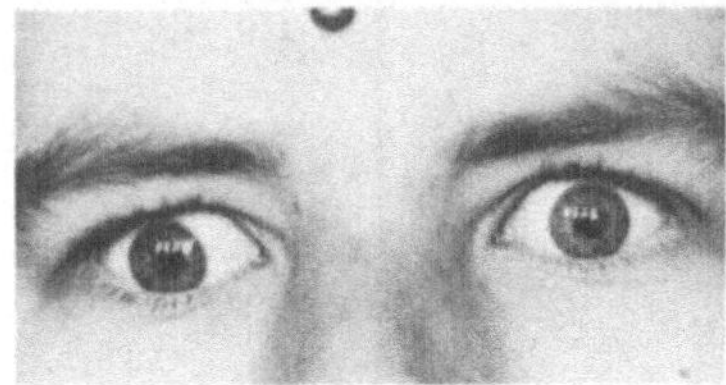
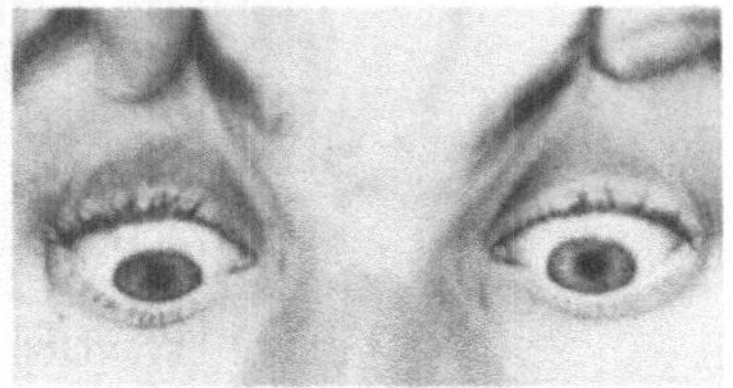

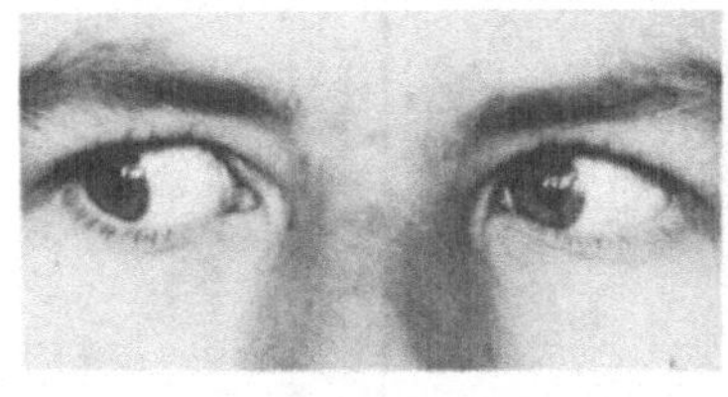
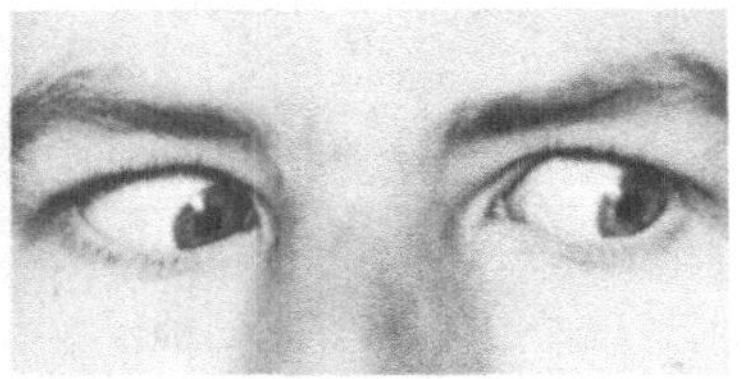

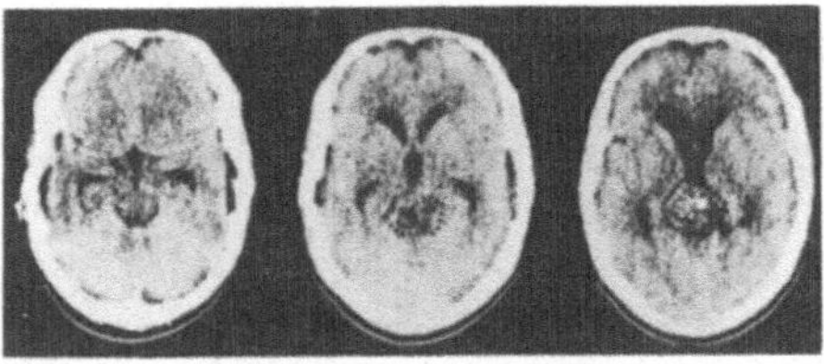

Abb. 4. Parinaud-Syndrom mit vertikaler Blickparese nach oben (Mitte links), weitgehend uneingeschränkter Blickwendung nach unten (Mitte rechts), Konvergenzparese (oben rechts), Nystagmus retractorius und beidseitigen Pupillenstörungen bei Germinom der Pinealisregion (D. M. 17 J. ♂)

zeitig vorliegenden bilateralen Thalamusinfarkt – ausgeprägte Gedächtnisstörungen.

Die ätiologische Analyse von 26 Fällen mit vertikaler Blickparese (Tabelle 2) konnte jedoch aufzeigen, daß auch bei reinen Heberparesen und kompletten vertikalen Blickparesen die vaskuläre Genese ganz im Vordergrund steht, zumindest, wenn auch inkomplette und flüchtige Formen vertikaler Blickparesen miteinbezogen werden; 43% Ischämien, 14% Hämorrhagien. An zweiter Stelle lagen dann auch hier die Hirnstammtumoren. Die weiteren Ursachen (Tabelle 2, rechts oben) sind selten. Summarisch soll kurz das noch wenig bekannte seltene *Steele-Richardson-Olszewsky-Syndrom* (Steele 1975) erwähnt werden; es handelt sich um eine fortschreitende neurofibrilläre Degeneration mit Schwerpunkt im rostralen Hirnstamm, wobei die Erkrankung auffälligerweise in der Regel mit einer Blickparese nach unten beginnt; progredient treten dann späterhin extrapyramidale, pyramidale und zerebelläre Symptome, eine Pseudobulbärparese mit Dysarthrie und in der Regel eine milde Demenz hinzu. Der Erkrankungsbeginn liegt in der Regel im 5. und 6. Lebensjahrzehnt, die Dauer wird mit 3 bis 12 Jahren angegeben.

Eine für die klinische Differentialdiagnose wichtige ätiologische Altersprädilektion bei vertikalen Blickparesen, die aus der Tabelle 2 nicht ersichtlich ist, faßte der amerikanische Ophthalmologe J. L. Smith in folgender Merkregel zusammen (Tabelle 3): Im ersten Lebensjahrzehnt dominieren kongenitale Aquäduktstenosen, im zweiten Lebensjahrzehnt Pinealome, im dritten Lebensjahrzehnt Schädelhirntraumen und arteriovenöse Malformationen, im vierten Lebensjahrzehnt die MS, wobei

Tabelle 2. Ätiologie vertikaler Blickparesen (n = 26)

	Vaskuläre Erkrankungen				Tumor		Seltene Ursachen
	Hirn-stamm-insult	Diffuse cerebrale Hypoxie	Hämorrhagie Thala-misch	Ponto-mesenc.	Hirn-stamm	Cere-bellum	
Vertikale Blick-parese (Parinaud-Syndrom) N = 21	8 (38 %)	1 (5 %)	2 (9 %)	1 (5 %)	2 (9 %)	1 (5 %)	Epidurales Haematom der hinteren Schädelgrube (N=1) Obere Herniation bei frontaler Blutung (N=1) MS (N=1) Steele-Richardson-Olszewski Syndrom (N=1) Olivo-ponto-cerebelläre Atrophie (N=1) ? (congenital) (N=1)
Tonische Deviation nach unten N = 4	-	-	4	-	-	-	-
Tonische Deviation nach oben N = 1	-	1	-	-	-	-	-

65 % (N=17)

$\sum$ = 26

Tabelle 3. Ätiologische Altersprädilektion beim Parinaud-Syndrom (nach J. L. Smith)

1	Kongenitale Aquäduktstenose
10	Pinealom
20	Schädelhirntrauma
30	AV-Malformation
40	MS
50	vaskulär, Metastasen (Hirnstamm)

hier jedoch in der Regel Beisymptome vorliegen, und ab dem 50. Lebensjahr eine vorwiegend vaskuläre Genese sowie Hirnstamm-Metastasen.

Vertikale Blickparesen verbunden mit einer tonischen Deviation in der Vertikalen wurden in Tabelle 2 getrennt aufgeführt, da in der Regel auch bei Vorliegen einer vertikalen Blickparese die Augen in Primärposition verbleiben. In allen vier Fällen einer konstanten tonischen Deviation nach unten konnte eine mediale Stammganglienblutung im Thalamusbereich mit Mittellinienverdrängung nachgewiesen werden (Abb. 5). Die Pupillen sind in der Regel eng und reaktionslos, die Prognose ist infaust. In dem einen Fall einer konstanten tonischen Deviation der Augen nach oben lag ursächlich bei einem 9jährigen Mädchen eine hypoxische Enzephalopathie (Zustand nach Reanimation) zugrunde.

Bei vertikalen Blickparesen liegt häufig begleitend eine Reihe von neuro-ophthalmologischen Beisymptomen vor, welche zu einer Fülle von verschiedenen Bezeichnungen führte, die in Tabelle 4 zusammengefaßt sind; Kernsymptom ist jedoch immer die vertikale Blickstörung. Für das Vorliegen eines Parinaud-Syn-

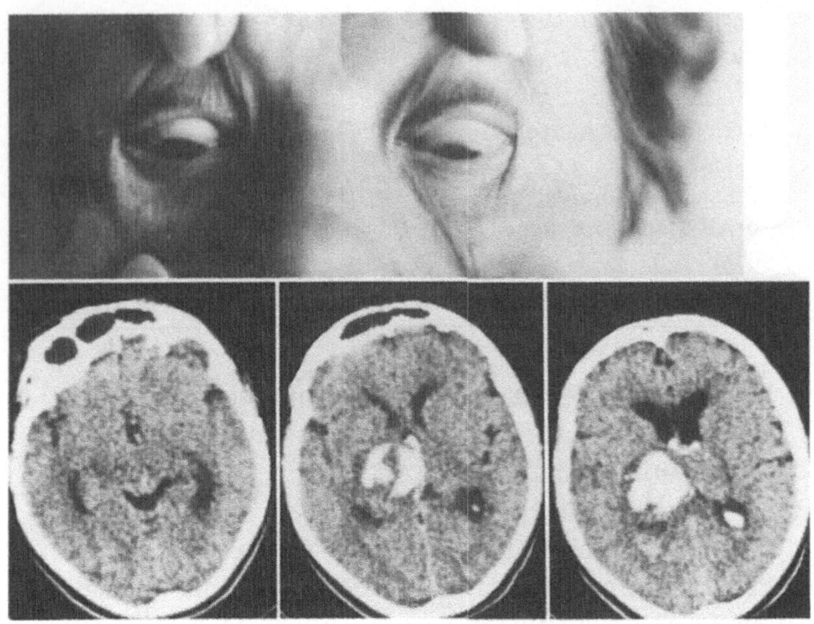

Abb. 5. Konstante tonische Blickwendung nach unten bei computertomographisch nachweisbarer Thalamusblutung mit Verdrängung der Mittellinienstrukturen

droms wird insbesondere eine Konvergenzparese gefordert, für das Vorliegen eines Körber-Salus-Elschnig-Syndroms ein Nystagmus retractorius und Konvergenznystagmus.

Die Häufigkeit von neuro-ophthalmologischen Beisymptomen an 26 Patienten mit vertikalen Blickparesen zeigt Tabelle 1: Konvergenzstörungen mit 69% und auch ein vertikaler Blickrichtungsnystagmus mit 35% stellen häufige Phänomene dar, ein Nystagmus retractorius – eigentlich kein Nystagmus, sondern eine rhythmische Retraktion beider Bulbi – ist im Vergleich sehr sel-

22

Tabelle 4. Syndrombezeichnungen bei vertikaler Blickstörung als neuro-ophthalmologischem Kernsymptom

Parinaud	Syndrom
Pretectal Posterior commissural Sylvian aqueduct Dorsal midbrain	syndrome
Körber-Salus-Elschnig Freund-Vogt'sche Herdbildung	Syndrom

ten. Sehr häufig sind mesenzephale Pupillenstörungen. Vestibulär und optokinetisch induzierte Nystagmen sind typischerweise in Richtung der Bewegungseinschränkung gestört. Nicht angeführt in dieser Tabelle ist die vertikale Divergenzstellung, die Hertwig-Magendiesche Schielstellung oder skew deviation, sowie teilweise von Patienten angegebene vertikale Doppelbilder; es handelt sich hier um den Ausdruck eines offenbar asymmetrisch betroffenen Informationsflusses von den supranukleären Zentren zu den Augenmuskelkernen. Eine ätiologische Hinweisfunktion kommt diesen fakultativen mesenzephalen neuro-ophthalmologischen Beisymptomen vertikaler Blickparesen nicht zu, sie zeigten bei allen Ätiologien eine in etwa entsprechende Häufigkeit.

Insbesondere die *okulären Oszillationen* stellen neben horizontalen und vertikalen Blickparesen weitere charakteristische neuro-ophthalmologische Zeichen bei Hirnstammerkrankungen dar. Die häufigste Form ist der horizontale/vertikale *Blickrichtungsnystagmus,* ein Rucknystagmus, der nur bei Blickwendung auftritt und

Tabelle 5. Phänomenologie, Lokalisation und wichtigste Ätiologien einiger komplexer okulärer Oszillationen

	Phänomenologie	Lokalisation	Ätiologie
Downbeat Nystagmus	Spontannystagmus nach unten, durch Fixation nicht unterdrückbar, Oszillopsie Gangataxie Häufig persistierend	Flokkulus, pontomedullärer Hirnstamm, mittelliniennah	Häufig: Anomalien des kraniozervicalen Übergangs, Selten: MS, Enzephalitis, infratentorielle Tumoren
Up-beat Nystagmus	Vertikaler Spontannystagmus nach oben, durch Fixation nicht unterdrückbar, Oszillopsie	Kaudale Brücke und Medulla	Hirnstammtumoren, entzündliche und vaskuläre Genese
See-saw Nystagmus (Schaukel-Nystagmus)	Gegenläufige, rhythmische Abweichungen der Bulbi in der Vertikalen von 10–20° um den Horizontalmeridian	Mesodienzephal (Zona incerta/N. interstitialis Cajal)	Kongenital, paraselläre Tumoren, Selten: SHT, vaskulär
Ocular bobbing	Rasche Abwärtsbewegungen der Bulbi, nach einer Latenz langsame Rückdrift in Primärposition	Intrapontin, dorsal	Blutung, Infarkt, selten toxische Enzephalopathie

dessen schnelle Komponente stets in die jeweilige Blickrichtung schlägt. Als Ausdruck einer Störung der willkürlichen Blickregelung ist er immer zentraler Genese. Die häufigste Ursache stellen Medikamente, insbesondere Sedativa und Antikonvulsiva dar. Sind toxische Ursachen ausgeschlossen, ist ein Blickrichtungsnystag-

mus immer Ausdruck einer Hirnstamm- und/oder zerebellären Dysfunktion, die funktionell oder auch läsio-
nell sein kann; es ergibt sich hieraus kein weiterer lokal-
diagnostischer Hinweis.

Einige noch weniger bekannte komplexere Phänomene, denen jedoch sowohl theoretisch als auch topo-
diagnostisch eine erhebliche Bedeutung zukommt, sind
in Tabelle 5 zusammengefaßt. Beim *downbeat-* und *up-
beat-Nystagmus* handelt es sich um vertikale Spontan-
nystagmen, also schon in Primärposition nach unten
bzw. oben schlagende Nystagmen, die im Gegensatz
zum vestibulären Spontannystagmus nicht durch Fixation gehemmt werden. Gleichzeitig klagen die Patienten
in der Regel über Oszillopsie. Ein downbeat-Nystagmus
wird in typischer Weise zudem durch Blickwendung zur
Seite und nach unten aktiviert. Er kann topisch durch
zwei unterschiedliche Läsionen ausgelöst werden: 1.
Läsionen des Flokkulus oder 2. Läsionen im Bereich
der Kreuzung der Verbindungsbahnen zwischen hinteren Bogengängen (eine beidseitige Erregung führt zu
einer Augenbewegung nach unten) und den Okulomo-
toriuskernen auf dem Boden des 4. Ventrikels. In beiden
Fällen resultiert eine Drift der Augen nach oben mit fol-
gendem Nystagmus nach unten (Baloh u. Spooner 1981,
Brandt u. Büchele 1983). Entsprechend resultiert auch
der up-beat-Nystagmus bei Läsionen des kaudalen
Hirnstamms sowie mittelliniennaher zerebellärer Strukturen (Gilman et al. 1977). Ursächlich liegen beiden Störungen häufig Anomalien des kraniozervikalen Über-
gangs (Arnold-Chiari-Malformation) zugrunde, die
durch Druck (Tonsillenherniation) oder Dysgenesie
eine Läsion der obigen Strukturen bewirken. Weitere

Ursachen wie MS, Enzephalitiden, vaskuläre Störungen und infratentorielle Tumoren sind vergleichsweise selten. Beim *see-saw-Nystagmus* oder Schaukelnystagmus handelt es sich um gegenläufige rhythmische Abweichungen der Bulbi in der Vertikalen um 10–20° um den Horizontalmeridian; die Lokalisation wird mesodienzephal angenommen (Daroff 1965, Regli et al. 1971). Das *ocular bobbing* ist charakterisiert durch rasche Abwärtsbewegung der Bulbi in der Regel beim komatösen Patienten, wobei dann jeweils nach einer kurzen Latenz die Bulbi in Primärposition zurückdriften. Die Lokalisation ist intrapontin dorsal; in der Regel liegt eine pontine Blutung vor (Fisher 1964, Nelson u. Johnston 1970, Susac et al. 1970).

Abschließend sollen summarisch die spezifisch zerebellären okulomotorischen Störungen ergänzt werden (Tabelle 6); alle diese Störungen können spezifisch auf eine zerebelläre Läsion zurückgeführt werden und treten nicht auch bei eigentlichen Hirnstammläsionen auf (Dichgans 1978). Als Ausdruck einer gestörten Haltefunktion kann hier neben einem unspezifischen Blickrichtungsnystagmus ein *Rebound-Nystagmus* (Hood et al. 1973) resultieren: ein Blickrichtungsnystagmus in lateraler Halteposition, der an Intensität mit der Zeit abnimmt, sowie ebenfalls ein nur kurz auftretender Nystagmus umgekehrter Schlagrichtung nach Refixation in Primärposition. Die *Sakkadendysmetrie* (Selhorst et al. 1976) bedeutet zu kurz angesetzte (undershoot) oder überschießende (overshoot) Sakkaden; sie sind ein Ausdruck für eine gestörte zerebelläre Kontrolle des pontinen Blickgenerators. Die nachfolgenden Störungen – *Kippdeviationen* (Kornhuber 1966), *Flutter-like-Oscilla-*

Tabelle 6. Spezifische cerebelläre Augenbewegungsstörungen
(BRN = Blickrichtungsnystagmus)

Rebound-Nystagmus	BRN abnehmender Intensität nach lateral, Nystagmus umgekehrter Richtung nach Refixation in Primärposition
Sakkadendysmetrie	Hyper-, Hypometrie der Sakkaden
Kippdeviationen	Abnorm große Gegenrucke (20–50°) bei geschlossenen Augen
Flutter-Like-Oscillations	Serien von Hin- und Rücksakkaden ohne intersakkadisches Intervall ausgelöst durch Änderung der Blickrichtung
Erworbener Fixations-pendelnystagmus	Pendelfixationsnystagmus, häufig monokulär
Opsoklonus	kontinuierlich oder in Salven auftretende irreguläre Sakkaden in allen Richtungen ohne intersakkadisches Intervall

tions (Goldberg u. Jampel 1963), *erworbener Fixationspendelnystagmus* (Brandt u. Büchele 1983) bis hin zur chaotischen Bewegungsunruhe der Augen des *Opsoklonus* (Cogan 1954) – stellen die Folge einer ineffektiven Hemmung vorwiegend zwischen oder unmittelbar nach Beginn von Sakkaden dar; kennzeichnend ist durchgehend das fehlende intersakkadische Intervall. Der jeweilige spezifische Schädigungsort im Zerebellum ist nicht bekannt, eine große Bedeutung scheint jedoch der Akuität und der Ausdehnung der Läsion zuzukommen. Insbesondere der Opsoklonus ist ein außerordentlich eindrucksvolles und sehr spezifisches Symptom einer Gruppe von akuten Kleinhirnerkrankungen, meist bei Kindern unter 5 Jahren. Bei Erwachsenen ist Opsoklonus selten, ätiologisch wurden Enzephalitiden, MS, Neurosyphilis und auch vaskuläre Erkrankungen sowie Tumoren beschrieben (Dichgans u. Jung 1975).

Die komplexe Phänomenologie okulomotorischer Phänomene entspricht der Komplexität des okulomotorischen Systems insgesamt. Die genaue klinische Analyse, sowie eine spätere ergänzende elektronystagmographische Registrierung der Augenbewegungen, ermöglichen jedoch eine präzise funktionell-topische neurologische Diagnostik, eine Möglichkeit, die auch heute noch häufig nicht durch die CCT oder andere strukturdarstellende Verfahren ersetzt werden kann.

Literatur

1. Baloh RW, Spooner JW: Downbeat nystagmus (1981) A type of central vestibular nystagmus. Neurology 31: 304–310
2. Bender MB, Shanzer S (1964) Oculomotor pathways defined by electrical stimulation and lesions in the brainstem of monkey. In: Bender MB (ed) The Oculomotor System. Harper and Row, New York
3. Bender MB (1980) Brain control of conjugate horizontal and vertical eye movements. A survey of the structural and functional correlates. Brain 103: 23–69
4. Boghen DA, Troost BT, Daroff RB, Dell'Osso LF, Birkett JE (1974) Velocity characteristics of normal human saccadic eye movements. Invest Ophthalmol 13: 619–623
5. Brandt Th, Büchele W (1983) Augenbewegungsstörungen. Fischer, Stuttgart
6. Büttner U, Büttner-Ennever JA, Henn V (1977) Vertical eye movement related unit activity in the rostral mesencephalic reticular formation of the alert monkey. Brain Res 130: 239–252

7. Büttner-Ennever JA, Büttner U (1978) A cell group associated with vertical eye movements in the rostral mesencephalic reticular formation of the monkey. Brain Res 151: 31–47

8. Büttner-Ennever JA, Büttner U, Cohen B, Baumgartner G (1982) Vertical gaze paralysis and the rostral interstitial nucleus of the medial longitudinal fasciculus. Brain 105: 125–149

9. Carpenter RHS (1977) Movement of the eyes. Pion Limited, London

10. Cogan DG (1954) Ocular dysmetria; flutter-like oscillations of the eyes and opsoclonus. Arch Ophthalmol 51: 318–335

11. Cogan DG (1966) Congenital ocular motor apraxia. Canad J Ophthalmol 1: 253–260

12. Cohen B, Komatsuzaki A, Bender MB (1968) Electrooculographic syndrome in monkeys after pontine reticular formation lesions. Arch Neurol 18: 78–92

13. Cohen B, Henn V (1972) Unit activity in the pontine reticular formation associated with eye movements. Brain Res 46: 403–410

14. Cohen B, Komatsuzaki A (1972) Eye movements induced by stimulation of the pontine reticular formation: evidence for integration in oculomotor pathways. Exp Neurol 36: 101–117

15. Daroff RB (1965) See-saw nystagmus. Neurology 15: 874–877

16. Dichgans J, Jung R (1975) Oculomotor abnormalities due to cerebellar lesions. In: Lennerstrand G, Bach-Y-Rita P (eds) Basic mechanisms of ocular motility and their clinical implications. Pergamon Press, New York

17. Dichgans J (1978) Okulomotorische Störungen bei Kleinhirnerkrankungen. In: Kommerell G (Hrsg.) Augenbewegungsstörungen. J. F. Bergmann, München

18. Fisher CM (1964) Ocular bobbing. Neurology 11: 543–546

19. Fisher CM (1967) Some neuro-ophthalmologic observations. J Neurol Neurosurg Psychiat 30: 383–392

20. Gilman N, Baloh RW, Tomiyasu U (1977) Primary position upbeat nystagmus. Neurology 27: 294–298

21. Goldberg RT, Jampel RS (1963) Flutter-like oscillations of the eyes in cerebellar disease. Am J Ophthalmol 55: 1229–1233

22. Henn V, Hepp K, Büttner-Ennever JA (1982) The primate oculomotor system. II. Premotor system. Human Neurobiol 1: 87–95

23. Highstein SM (1977) Abducens and oculomotor internuclear

neurons: Relation to gaze. In: Baker R, Berthoz A (eds) Control of Gaze by Brainstem Neurons. Elsevier, Amsterdam p 153–164

24. Hood JD, Kayan A, Leech J (1973) Rebound Nystagmus. Brain 96: 507–526

25. Kayser-Catchalian MC (1977) Zur prognostischen Aussagekraft der Symptomatologie. EEG-Veränderungen und Liquorbefunde beim ischämischen cerebralen Insult: Eine prognostische Studie. Habilitationsschrift, Neurologische Klinik im Klinikum Mannheim

26. Kömpf D, Pasik T, Pasik P, Bender MB (1979) Downward gaze in monkeys. Stimulation and lesion studies. Brain 102: 527–558

27. Kömpf D (1982) Supranukleäre und internukleäre Augenbewegungsstörungen. Fortschr Neurol Psychiat 50: 143–164

28. Kornhuber HH (1966) Physiologie und Klinik des zentral-vestibulären Systems. In: Berendes J, Link R, Zöllner F (eds) HNO-Handbuch, Vol. II, Part. 3, Thieme, Stuttgart S 2150–2351

29. Kornhuber HH (1978) Blickmotorik. In: Gauer OH, Kramer K, Jung R (Hrsg) Physiologie des Menschen 13, Sehen, Sinnesphysiologie III. Urban u. Schwarzenberg, München Wien Baltimore

30. Leigh RJ, Newman SA, King WM (1982) Vertical gaze disorders. In: Lennerstrand G, Zee DS, Keller EL (eds) Functional basis of ocular motility disorders. Pergamon Press, New York

31. Nelson JR, Johnston H (1970) Ocular bobbing. Arch Neurol 22: 348–356

32. Pasik P, Pasik T (1964) Oculomotor functions in monkeys with lesions of the cerebrum and the superior colliculi. In: Bender MB (ed) The Oculomotor System. Harper and Row, New York

33. Pasik P, Pasik T, Bender MB (1969) The pretectal syndrome in monkeys. I. Disturbances of gaze and body posture. Brain 92: 521–534

34. Pasik T, Pasik P (1975) Experimental models of oculomotor dysfunction in the rhesus monkey. In: Meldrum BS, Marsden CD (eds) Advances in Neurology. Raven Press, New York

35. Raphan T, Cohen B (1978) Brainstem mechanism for rapid and slow eye movements. Ann Rev Physiol 40: 527–552

36. Regli F, Gerber N, Fisch U (1971) Der see-saw Nystagmus. Nervenarzt 42: 316–319

30

37. Schlesinger B (1976) The upper brainstem in the human. Springer, Berlin Heidelberg New York
38. Segarra JM (1970) Cerebral vascular disease and behaviour. I. The syndrome of the mesencephalic artery (Basilar artery bifurcation). Arch Neurol 22: 408–418
39. Selhorst JB, Stark L, Ochs AL, Hoyt WF (1976) Disorders in cerebellar ocular motor control. I. Saccadic overshoot dysmetria: an oculo-graphic control system and clinico-anatomic analysis. Brain 99: 497–508
40. Spector RH, Troost BT (1981) The ocular motor system. Ann Neurol 9: 517–525
41. Steele JC (1975) Progressive supranuclear palsy. In: Vinken PJ, Bruyn GW (eds) Handbook of Clinical Neurology, Vol. 22, part III p 217–227
42. Susac JO, Hoyt WF, Daroff RB, Lawrence W (1970) Clinical spectrum of ocular bobbing. J Neurol Neurosurg Psychiat 33: 771–775
43. Troost BT, Daroff RB, Weber RB, Dell'Osso LF (1972) Hemispheric control of eye movements. Arch Neurol 27: 441–448 u. 449–452
44. Troost BT (1981) An overview of ocular motor neurophysiology. Ann Otol Rhinol Laryngol 90: 29–36, Suppl. 86
45. Volk D, Bruell JH (1956) Eye movements in an adult with cerebral hemispherectomy. Am J Ophthal 42: 319–325
46. White HH (1961) Cerebral hemispherectomy in the treatment of infantile hemiplegia. Confin neurol 21: 1–50

Die diagnostische Bedeutung der Lähmungen des III., IV. und VI. Hirnnervs

G. Kommerell

Die Lähmung eines okulomotorischen Hirnnervs ist ein empfindlicher Indikator für die Erkrankung des Nervensystems, da sich schon geringfügige Läsionen durch Doppelsehen bemerkbar machen. Als Ursachen bzw. Grundkrankheiten werden besonders häufig Traumen, Tumoren, Aneurysmen und Mikroangiopathie (vor allem bei Diabetes) gefunden (Rush u. Younge, 1981).

Nervus oculomotorius (III)

Der Kernkomplex liegt mittelliniennahe im Mesenzephalon. Die Anordnung der Teilkerne, die den einzelnen Augenmuskeln zugeordnet sind, ist außerordentlich kompliziert und wurde erst in den letzten Jahren genauer untersucht (Warwick 1964, Büttner-Ennever et al. 1982). Darstellungen in älteren Lehrbüchern sind fehlerhaft. Nur der Rectus superior ist kontralateral repräsentiert, die übrigen vom Okulomotorius versorgten äußeren Augenmuskeln (Rectus medialis, Rectus inferior

33

und Obliquus inferior) ipsilateral. Die Lidheber werden bilateral innerviert von einem an der Mittellinie hinten unten gelegenen Subnukleus. Der Edinger-Westphal-Kern, welcher für Pupillenkontraktion und Akkommodation zuständig ist, liegt am rostralen Ende des Kernkomplexes. Da die Motoneurone für den Rectus superior noch im Kernkomplex zur anderen Seite kreuzen, findet man bei einseitiger Läsion des Okulomotoriuskerngebiets außer einer Lähmung aller ipsilateralen Augenmuskeln zusätzlich eine Lähmung des kontralateralen Rectus superior (Pierrot-Deseilligny et al. 1981). Die typischen neurologischen Begleitsymptome bei Läsionen des Okulomotorius innerhalb des Hirnstamms sind im Beitrag von Marx beschrieben.

Der Okulomotorius tritt zwischen den Hirnschenkeln in den Subarachnoidalraum aus und verläuft dann in unmittelbarer Nähe der Arteria communicans posterior. Dieses Gefäß ist eine Prädilektionsstelle für Aneurysmen. Das klassische Syndrom mit akutem Kopfschmerz und Okulomotoriuslähmung *einschließlich Erweiterung der Pupille* weist in erster Linie auf ein Aneurysma der Arteria communicans posterior hin. Eine Subarachnoidalblutung muß in diesen Fällen nicht vorhanden sein, denn das Aneurysma kann sich nur erweitert haben, ohne zu platzen. Ist die Pupille von der sonst vollständigen Okulomotoriuslähmung *ausgespart,* so spricht dies mit großer Wahrscheinlichkeit *gegen* ein Aneurysma; in diesen Fällen handelt es sich meistens um eine Durchblutungsstörung des Nervs, die am häufigsten im Rahmen eines Diabetes vorkommt. Zwar wurden ausnahmsweise auch normal weite Pupillen bei Aneurysma-bedingten Okulomotoriuslähmungen be-

schrieben, in diesen Fällen hat es sich aber auch nur um
eine partielle Lähmung der äußeren Okulomotoriusäste
gehandelt (Kasoff u. Kelly 1975). Eine isolierte Okulomotoriuslähmung mit weiter Pupille und Akkommoda-
tionslähmung ist nicht verdächtig auf ein Aneurysma;
in diesen Fällen handelt es sich bei einseitigem Befall in
der Regel um eine Ganglionitis ciliaris, die später in
eine Pupillotonie übergeht und bei beidseitigem Befall
um einen Botulismus (wenn Medikamentenwirkung
ausgeschlossen werden kann). Kopfschmerzen treten
sowohl bei Aneurysmen als auch bei diabetischen
Durchblutungsstörungen des Okulomotorius auf; sie
können daher in der Differentialdiagnose zwischen diesen beiden Erkrankungen nicht verwertet werden. –
Prognostisch sind Okulomotoriuslähmungen, die durch
Aneurysmen, Tumordruck oder Traumen entstanden
sind, ungünstig: Es kommt in der Regel zu Fehlregene-
ration. Bei Durchblutungsstörungen des Okulomotorius
ist dagegen eine vollständige Heilung innerhalb von
etwa drei Monaten zu erwarten.

Nervus trochlearis (IV)

Der Nervus trochlearis ist der einzige vollständig kreu-
zende Hirnnerv. An der auf der Rückseite des Hirnstamms gelegenen Kreuzungsstelle im Velum medullare
superius werden die Trochlearisnerven relativ häufig bei
Schädeltraumen betroffen. In Primärstellung der Augen
findet man keine Schielabweichung, wenn die beiden

senkend wirkenden Obliqui superiores symmetrisch gelähmt sind. Trotzdem klagen die Patienten über erhebliche Beeinträchtigungen, da es durch Ausfall der ein-
wärts rotierenden Wirkung zu einer Exzyklorotation mit
entsprechender Störung der räumlichen Orientierung
kommt. Nach der typischen Verkippung der Bilder beider Augen sollte man suchen, indem man im unteren
Blickfeld ein horizontal gehaltenes Lineal anbietet.

Nervus abducens (VI)

Die in der Brücke liegenden Abduzenskerne enthalten
nicht nur die Motoneurone für den ipsilateralen Rectus
lateralis, sondern außerdem internukleäre Neurone,
welche über den kontralateralen Fasciculus longitudinalis medialis in das Okulomotoriuskerngebiet projizieren und dort den Subnukleus des Rectus medialis an-
steuern. Läsionen des Abduzenskerns rufen daher eine
ipsilaterale Blicklähmung vor, und isolierte Abduzens-
lähmungen können niemals nukleäre Läsionen sein
(Henn et al. 1978).

Von der erworbenen Abduzenslähmung muß das
angeborene Retraktions-Syndrom (Stilling-Türk-
Duane-Syndrom) differenziert werden. Nach 100 Jahren wissenschaftlichen Disputs ist nun endlich geklärt,
wie die eigenartige Bewegungsstörung beim Retrak-
tionssyndrom zustandekommt: In zwei sorgfältigen kli-
nisch-pathologischen Fallstudien (Hotchkiss et al. 1980,
Miller et al. 1982) zeigte sich übereinstimmend ein Feh-

len des Nervus abducens; der Rectus lateralis war von Ästen des Nervus oculomotorius innerviert. Offenbar akzeptiert der Rectus lateralis in der Embryogenese eine Innervation durch Okulomotoriusfasern, wenn die erwarteten Abduzensfasern ausbleiben. Je nach der Art und Menge der falsch innervierenden Okulomotoriusfasern entstehen dann die verschiedenen Variationen des Retraktionssyndroms. In der Differentialdiagnose zur erworbenen Abduzenslähmung sind folgende zwei Kennzeichen des Retraktionssyndroms besonders wichtig: 1. Retraktion des Bulbus bei intendierter Adduktion mit sekundärer Verengung der Lidspalte; 2. geringe Schielstellung bei Blick geradeaus trotz erheblicher Einschränkung der Abduktion mit Binokularsehen bei geringer Kopfzwangshaltung.

Kombinationslähmungen der Hirnnerven III, IV und VI

Findet sich eine Lähmung mehrerer okulomotorischer Hirnnerven auf einer Seite, so liegt die Schädigung wahrscheinlich im Bereich des Sinus cavernosus. In diesen Fällen findet man häufig auch eine Sensibilitätsstörung im Bereich des 1. Trigeminusastes.

Bei Erkrankungen im Bereich des Sinus cavernosus ist die Differentialdiagnose zwischen einem Tumor und dem entzündlichen Tolosa-Hunt-Syndrom von besonderer Bedeutung. Klinisch können in beiden Fällen identische Bilder entstehen. Die Unterscheidung muß aufgrund der neuro-radiologischen Befunde und nach dem Verlauf erfolgen (Kline 1982). Rasche Besserung der Schmerzen im Trigeminusbereich sowie spontane Remissionen mit Rückfällen gelten zwar als typisch für das Tolosa-Hunt-Syndrom, lassen allerdings einen Tumor nicht sicher ausschließen.

Differentialdiagnose multipler Augenmuskellähmungen

Differentialdiagnostisch ist bei multiplen Augenmuskellähmungen stets eine *okuläre Myasthenie* in Betracht zu ziehen. Kennzeichnend ist die Ermüdung der Muskelfunktion, die besonders deutlich am Levator palpebrae zu beobachten ist. Der Zeitverlauf, in dem das Oberlid absinkt, ist von Fall zu Fall sehr unterschiedlich. Man sucht nach *rascher* Ermüdbarkeit, indem man den Levator palpebrae zunächst durch Abwärtsblick über 10 sec ruhen läßt und dann den Patienten auffordert, geradeaus oder auch nach oben zu blicken. Typisch ist, wenn das Lid im ersten Moment normal mit dem Blick gehoben wird, unmittelbar anschließend aber wieder absinkt. Dadurch kommt der Eindruck einer Lidzuckung zustande. Nach *mittelfristiger* Ermüdung sucht man, indem man den Patienten für die Dauer von etwa 1 min nach oben blicken läßt und beobachtet, ob das Lid ganz allmählich absinkt. Um auch *langfristige* Ermüdungen zu erfassen, muß man die Befunde morgens und abends vergleichen. – Gelegentlich beobachtet man bei der okulären Myasthenie auch eine *Retraktion* des Oberlides, dann nämlich, wenn die Augenheber stärker gelähmt sind als die Lidheber. In diesem Fall muß der Patient schon für den Blick geradeaus einen Hebungsimpuls einsetzen, der sich auf die Lidheber überproportional stark auswirkt. – Stehen Doppelbilder im Vordergrund der klinischen Symptomatik, so sollte der Tensilon-Test an einer Tangententafel stattfinden mit Rot-Grün-Trennung der Bilder beider Augen, sodaß der Patient fortwährend die Größe des Schielwinkels anzeigen kann. Eine elektromyographische Kontrolle des Tensilon-Testes ist nur in Ausnahmefällen erforderlich. Selbstverständlich muß man in die Differentialdiagnose einbeziehen, daß eine Pupillenlähmung nicht zum Bild der Myasthenie gehört.

In Fällen mit nahezu symmetrischen Lähmungen an beiden Augen ist in erster Linie an die *chronisch progressive externe Ophthalmoplegie (CPEO)* zu denken. Es handelt sich dabei um eine okuläre Muskeldystrophie, die mit Ausfallsymptomen des Zentralnervensystems, insbesondere Kleinhirnataxie, kombiniert sein kann. Diese Patienten haben häufig keine Schielstellung und klagen dementsprechend auch nicht über Doppelbilder.

Von zentralnervösen Blicklähmungen unterscheidet sich die okuläre Muskeldystrophie darin, daß alle okulomotorischen Programmsteuerungen des Hirnstamms (Sakkaden, Optokinetik, vestibulo-okulärer Reflex) im Prinzip intakt sind; auffällig ist nur, daß die entsprechenden Augenbewegungen durch die allgemeine Muskelschwäche „gedämpft" ablaufen: Sakkaden und rasche Phasen des physiologischen optokinetischen und vestibulären Nystagmus sind verlangsamt.

Im Gegensatz dazu findet man bei zentralnervösen Blicklähmungen in vielen Fällen eine *dysproportionale* Störung der verschiedenen Programmsteuerungen, etwa eine Blickhalteschwäche mit Rückdrift zur Mittelposition (Blickrichtungsnystagmus oder blickparetischer Nystagmus), eine Verlangsamung der Sakkaden trotz normal großem Blickfeld oder eine Einschränkung des Blickfeldes für Zielbewegungen trotz voller Exkursionsbreite beim vestibulo-okulären Reflex. Auch Spontannystagmus ist ein wichtiger Indikator für eine zentralnervöse Störung und spricht gegen eine Muskeldystrophie.

Literatur

1. Büttner-Ennever JA, d'Ascanio P, Gysin R (1982) The localization of large and small motoneurons in the oculomotor nucleus of the monkey. Doc Ophthal Proc Ser 34: 345–349
2. Henn V, Büttner U, Büttner-Ennever JA (1978) Supranukleäre Organisation der Okulomotorik. In: Kommerell G (Hrsg) Augenbewegungsstörungen Neurophysiologie und Klinik. Bergmann, München S 129–143
3. Hotchkiss MG, Miller NR, Clark AW et al. (1980) Bilateral Duane's retraction Syndrome. Arch Ophthalmol 98: 870–874
4. Kasoff I, Kelly DL Jr (1975) Pupillary sparing in oculomotor palsy from internal carotid aneurysm. J Neurosurg 42: 713
5. Kline LB (1982) The Tolosa-Hunt-Syndrome. Surv Ophthalmol 27: 79–95
6. Miller NR, Kiel StM, Green WR, Clark AW (1982) Unilateral Duane's retraction Syndrome (Type 1). Arch Ophthalmol 100: 1468–1472

7. Pierrot-Deseilligny C,   Scheison M,   Bousser MG,   Brunet ETP
   (1981) Syndrome nucléaire du nerf moteur oculaire commun: A
   propos de deux observations cliniques. Rev Neurol 137: 217–222
8. Rush JA, Younge BR (1981) Paralysis of cranial nerves III, IV and
   VI. Arch Ophthalmol 99: 76–79
9. Warwick R (1964) Oculomotor organization. In: Bender MB (ed)
   The Oculomotor System. Harper and Row, New York Evanston
   London pp 173–204

Visuelles Neglekt und Blickstrategie

H. W. Kölmel

Die Wertigkeit der linken Raumseite

Bietet sich dem Betrachter ein Bild mit einem komplexen Inhalt, so erfolgt die visuelle Aufnahme dieses Bildes durch mannigfache Blickbewegungen. Diese Bewegungen sind zwar vom Individuum und vom Bildinhalt her variabel determiniert, weisen aber bei allen Menschen bestimmte, sich gleichende Charakteristika auf. Sie sind nämlich überwiegend von links nach rechts gerichtet, genauer mehr von links oben nach rechts unten. Und insgesamt wird die linke Bildseite, jedenfalls bei Rechtshändern, im Vergleich zur rechten unbewußt bevorzugt betrachtet.

Diese sonderbare Eigenheit menschlichen Sehens findet sich in den Bildern vieler Künstler dokumentiert. Dort werden nämlich unbewußt wesentliche Details nicht auf der rechten, sondern bevorzugt auf der linken Seite dargestellt (Hufschmidt 1980). Man könnte annehmen, daß die Bevorzugung der linken Bildseite durch unser Lesetraining entstanden ist. Aber auch an Zeichnungen von Kindern im Vorschulalter findet sich eine unbewußte Bevorzugung der linken Bildseite für besondere Details (Wulff 1927).

Um das Phänomen etwas besser fassen zu können, hat die Arbeitsgruppe um Luria (1962, 1970) vor mehr als 20 Jahren einen bemerkenswerten Versuch gemacht. Man befestigte an der Kornea von Versuchspersonen einen kleinen Spiegel. Ein Lichtstrahl, der vom Spiegel auf lichtempfindliches Papier reflektiert wurde, machte die objektive Aufzeichnung von Blickbewegungen möglich. Bekannt geworden ist das Blickbewegungsmuster, das entsteht, wenn eine Versuchsperson ein bestimmtes Mädchenbildnis (Abb. 1) betrachtet. Die Blickregistrierung läßt folgende Merkmale erkennen: Die linke Bildseite wird bevorzugt betrachtet. Die Blickbewegung er-

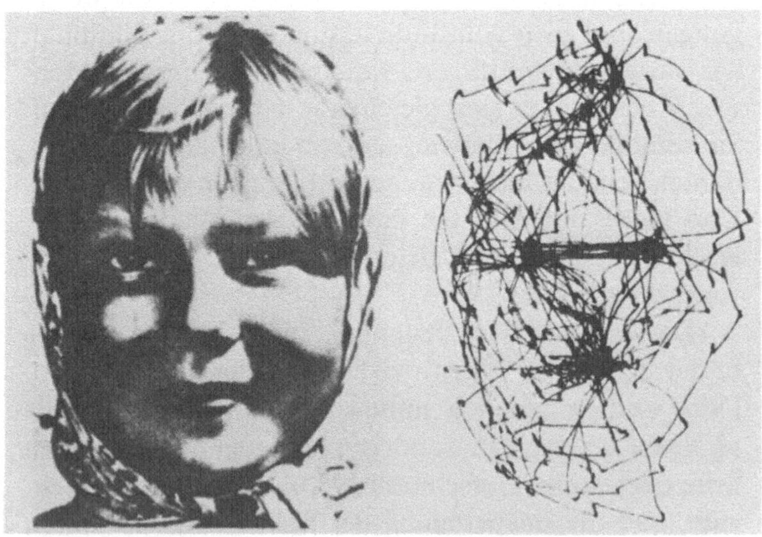

Abb. 1. Aufzeichnung der Blickbewegungen (rechts) bei Betrachten einer Bildvorlage (links) (aus Luria, 1970). Erklärung siehe Text

folgt überwiegend vom Mund und von der Nase zum linken Auge und umgekehrt. Sie erfolgt deutlich seltener zum rechten Auge.

Die Wertigkeit oder Überwertigkeit der linken Bildseite, allgemeiner der linken Raumseite für unser Sehen, weist auf eine besondere Hemisphärenspezialisierung hin. Ohne Zweifel kommt beim Rechtshänder, aber auch bei einem Teil der Linkshänder, wenn nicht allein dem rechten Okzipital- und Parietallappen, so doch insgesamt der rechten Hemisphäre eine dominierende Rolle bei der Aufnahme und Verarbeitung visueller Stimuli zu.

Neglekt und spontane Blickbewegung

Es verwundert nicht, daß Erkrankungen des Kortex und speziell jener Teile, die mit der Verarbeitung visueller Signale betreut sind, Störungen im physiologischen Ablauf der Blickbewegungen mit sich bringen. Die Blickbewegungsabfolge ist dann besonders auffällig gestört, wenn die zuvor beschriebenen dominierenden Schaltstellen, das heißt der rechte Okzipital- und Parietallappen, funktionell ganz oder teilweise ausgefallen sind.

In diesem Fall gewinnt die üblicherweise weniger beachtete rechte Raumseite, die also homolateral zur Schädigung liegt, an Wertigkeit derart, daß visuelle Stimuli von dort solche von links unterdrücken können (extinction phenomen). Das wirkt sich dann so aus, daß der Kranke bevorzugt die Augen und den Kopf nach

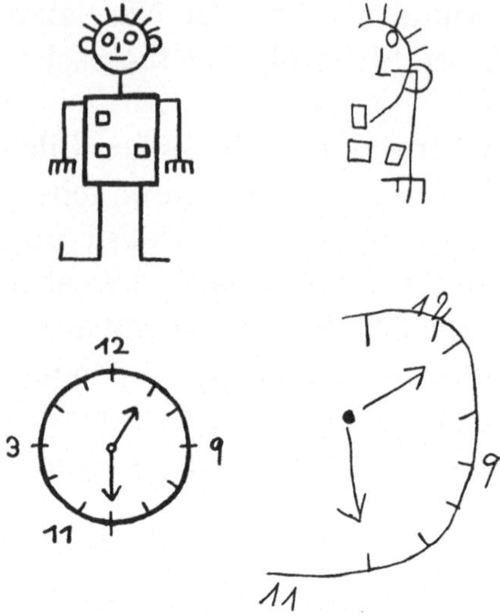

Abb. 2. Zeichentest modifiziert nach Luria (1970). Patientin 67 Jahre alt. Hirninfarkt rechts okzipito-parietal. Homonyme Hemianopsie nach links und visuelles Neglekt für die linke Raumhälfte. Zusätzlich konstruktive Apraxie

rechts, nicht aber nach links wendet. In der Testsituation werden visuelle Stimuli der linken Raumseite nicht wahrgenommen. An den Nachzeichnetests macht sich das sogenannte Neglekt bemerkbar (Abb. 2). Das Phänomen des Neglekts und die damit verbundene veränderte Blickstrategie ist verhaltenspsychologisch schwer zu erklären. Man muß annehmen, daß bei einem Hemi-Neglekt für die linke Raumseite entweder zusammen oder ohne homonyme Hemianopsie nach links, eine Veränderung der Beziehung Körper zum Raum eingetreten ist, eine Veränderung, die in der früheren Literatur auch als Körperschemastörung bezeichnet wurde.

Die „visuelle Achse"

Normalerweise sehen wir uns im Zentrum unseres Gesichtsfeldes, wobei weniger die Kopf- oder Augenstellung als vielmehr die gesamte Körperachse richtungsgebend ist; wir sehen uns im Zentrum, wenn wir geradeaus blicken. Bei homonymer Hemianopsie nach links mit Hemi-Neglekt für die linke Raumseite wird aber der ausgefallene Sehbereich nicht mehr als ein Defizit angesehen, sondern möglicherweise ähnlich aufgefaßt wie der extrakampine Raum beim Normalsichtigen. Die Folge ist, daß sich die visuelle Achse bei diesen Patienten gleichsam nach rechts in das erhaltene, aber doch nur halbseitige Gesichtsfeld verschiebt. Daß eine solche Verschiebung der Körper- und Sehachse eintreten kann, darauf weisen die Ergebnisse verschiedener Untersuchungen hin. Patienten mit linksseitigem motorischem Hemi-Neglekt geben aufgrund von Druckversuchen ihre Körperachse nach rechts, zur gesunden Seite hin verschoben, an. Patienten mit visuellem Hemi-Neglekt für die linke Raumseite teilen Strecken, die in ihrem rechten Gesichtsfeld liegen, korrekter als solche, die im linken Gesichtsfeld liegen, vorausgesetzt, sie können bei diesem Test nur ihren Kopf und ihre Augen, nicht aber ihren gesamten Körper drehen (vgl. die Ergebnisse von Heilman u. Valenstein 1979). Solche Befunde können nicht allein mit einem Hemi-Neglekt, auch nicht mit einer etwa bestehenden homonymen Hemianopsie erklärt werden. Sie weisen eher darauf hin, daß im Gefolge der Hirnschädigung rechts eine Verschiebung der hypothetischen visuellen Körperraumachse zur homolateralen Seite eingetreten ist.

Als Ergebnis dieser Verschiebung ist dann folgendes zu erwarten: Die Augenbewegungen werden sich an der neuen Achse orientieren, sie werden um diese Achse als ihr neuer Mittelpunkt pendeln und ein Großteil der Objekte, die sich im ausgefallenen Gesichtsfeld befinden, werden als visuell nicht existent und auch durch Blickbewegung nicht erreichbar aufgefaßt.

Bei all unseren Patienten mit rechts okzipitaler Hirnläsion (n = 56), verschiedener, doch überwiegend ischämischer Pathogenese fanden wir ein visuelles Neglekt, einmal in auffälliger, ein andermal in kaum erkennbarer Ausprägung. Das Neglekt wurde mit dem Strichtest nach Albert (1973), mit Streckenhalbieren (Heilman u. Valenstein 1979), nach den nach Luria (1970) modifizierten Zeichentests und mit lautem Lesen eines mehrzeiligen Textes geprüft. Das Neglekt war ausgeprägter, wenn die Kortexläsion ausgedehnter und wenn der rechte Parietallappen mit in die Schädigung einbezogen waren. Bei 75% der Patienten bildete sich das Neglekt innerhalb weniger Wochen bis auf kaum erkennbare Reste zurück. In diesen Fällen war eine Erholung nur funktionell gestörter Hirnanteile eingetreten oder aber die Patienten hatten spontan bestimmte Blickstrategien erlernt, die es ihnen ermöglichten, auf den ausgefallenen linken Sehraum wieder zu achten (Gassel u. Williams 1963, Meienberg et al. 1981). Man kann vermuten, daß sich die visuelle Achse dieser Patienten zur Mitte korrigiert oder sogar in Richtung des ausgefallenen Gesichtsfeldes verschoben hat.

Bei etwa 30% der Patienten bleibt aber nach unseren Beobachtungen und nach denen anderer Untersucher (Diller u. Weinberg 1977) das visuelle Neglekt als hartnäckige Störung für lange Zeit, oft für Jahre bestehen oder bildet sich überhaupt nicht mehr zurück. Die Rehabilitation solcher Menschen ist dann außerordentlich erschwert. Üblicherweise gilt, daß linkshirnig Geschädigte wegen der häufig damit verbundenen Sprachstörung die meisten Probleme bei der Rehabilitation haben. Nach unseren Erfahrungen haben aber auf lange Sicht jene Patienten mit rechts okzipito-parietaler Hirnläsion und mit entsprechendem Neglekt für die linke Raumseite die meisten Schwierigkeiten bei der Rehabilitation und folglich die schlechteste Prognose.

Lesestörung

Neglekt und veränderte Blickbewegung läßt sich gut bei der Leseleistung der Patienten feststellen. Normalerweise stellen sich die Augenbewegungen beim Lesen sofort auf die Zeilenlänge ein, das heißt, die Sakkade nach links zum Auffinden des Zeilenanfangs gelingt so exakt, daß kein Bruch in der Lesefolge entsteht. Die Patienten mit visuellem Hemi-Neglekt für die linke Raumseite führen ihre Augen aufgrund ihrer nach rechts verschobenen visuellen Körper-Raumachse nicht bis zum Ausgangspunkt der Zeile zurück, sondern individuell verschieden, je nach Schwere des Neglekts, zu knapp nach links. Sie erreichen den Zeilenanfang nicht mehr (Abb. 3 b). Häufig ist es dann auch so, daß der Zeilenanfang im Laufe des Lesens immer mehr nach rechts rutscht, wahrscheinlich, weil sich auch die visuelle Achse immer mehr nach rechts einpendelt. Es ist dann nicht verwunderlich, daß diese Patienten schnell den In-

Er hob das Buch hoch und betrachtete es von allen Seiten.
Der Einband war aus kupferfarbener Seide und schimmerte,
wenn er es hin und her drehte. Bei flüchtigem Durchblättern
sah er, daß die Schrift in zwei verschiedenen Farben gedruckt
war. Bilder schien es keine zu geben, aber wunderschöne Anfangsbuchstaben. Als er den Einband noch einmal genauer betrachtete, entdeckte er darauf zwei Schlangen, eine helle und
eine dunkle, die sich gegenseitig in den Schwanz bissen und so
ein Oval bildeten. Und in diesem Oval stand in eigentümlich verschlungenen Buchstaben der Titel:

Er hob das Buch hoch und betrachtete es von allen Seiten.
Einband war aus kupferfarbener Seide und schimmerte,
er es hin und her drehte. Bei flüchtigem Durchblättern
daß die Schrift in zwei verschiedenen Farben gedruckt
Bilder schien es keine zu geben, aber wunderschöne An-
staben. Als er den Einband noch einmal genauer be-
entdeckte er darauf zwei Schlangen, eine helle und
die sich gegenseitig in den Schwanz bissen und so
Und in diesem Oval stand in eigentümlich ver-
Buchstaben der Titel:

Abb. 3. a) Originales Textbeispiel. b) Leseablauf der Patientin mit
Hemineglekt für die linke Raumseite (identisch mit Patientin von
Abb. 2). Der Zeilenbeginn rutscht von Zeile zu Zeile immer mehr
nach rechts.

halt des Gelesenen nicht mehr verstehen und schließlich
auch die Lust am Lesen verlieren.

Die Korrektur der nach rechts verschobenen visuellen Achse könnte wahrscheinlich so trainiert werden, indem, speziell beim Lesen, weit im ausgefallenen Gesichtsfeld, jeweils neben dem Zeilenanfang, auffällige
visuelle Stimuli gegeben werden (Abb. 4). Diese sollen
den Patienten anregen, seine Augen so zu bewegen, daß
er den Zeilenbeginn erreicht.

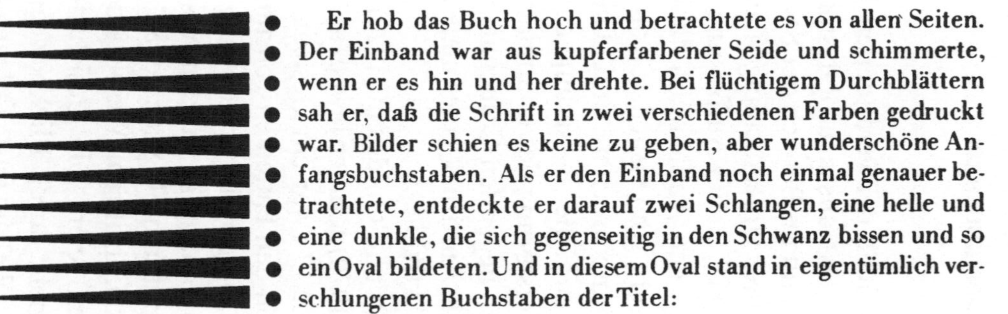

Er hob das Buch hoch und betrachtete es von allen Seiten. Der Einband war aus kupferfarbener Seide und schimmerte, wenn er es hin und her drehte. Bei flüchtigem Durchblättern sah er, daß die Schrift in zwei verschiedenen Farben gedruckt war. Bilder schien es keine zu geben, aber wunderschöne Anfangsbuchstaben. Als er den Einband noch einmal genauer betrachtete, entdeckte er darauf zwei Schlangen, eine helle und eine dunkle, die sich gegenseitig in den Schwanz bissen und so ein Oval bildeten. Und in diesem Oval stand in eigentümlich verschlungenen Buchstaben der Titel:

Abb. 4. Die visuellen Stimuli auf der linken Seite des Textes sollen eine verstärkte Blickbewegung nach links zum Auffinden des Zeilenbeginnes induzieren.

Pathomechanismus

Die Ursache der veränderten Blickstrategie bei visuellem Neglekt aus neurophysiologischer Sicht ist bisher weitgehend im Bereich der Spekulation geblieben. Aufgrund ihrer Untersuchungen an Katzen kamen Sprague et al. (1961) zu der Auffassung, daß ein halbseitiges Neglekt für den Außenraum dann entsteht, wenn Projektionsfasern vom visuellen Kortex zu den Colliculi superiores unterbrochen sind. Die Rückbildung des Neglekts und die Besserung der visuellen Orientierung nach Zerstörung des kontralateral zum zerstörten Okzipitalhirn liegenden Colliculus superior werteten die Autoren als Ausdruck einer neuen Balance der optokinetischen Aktivität.

Gelb und Goldstein (1920), Teuber et al. (1960) und Luria (1970) nahmen jeweils an, daß bei einer Schädigung der Area 17 zwar ein Gesichtsfeldausfall eintritt, dieser aber von den Patienten vollständig kompensiert werden könne. Gingen die Schädigungen jedoch über den Okzipitalpol hinaus, so würden Auswirkungen gefunden, die zwar ophthalmologisch der Schädigung der Area 17 entsprächen, in ihrem Wesen jedoch grundsätzlich unterschieden seien. Die Gesichtsfeldausfälle würden jetzt nicht mehr durch Blickbewegungen kompensiert, sondern die Welt im ausgefallenen Feld würde negiert.

Möglicherweise ist auch beim Menschen das tektale Blickzentrum für die unbewußte visuelle Perzeption nur dann bereit, wenn seine Aktivität von Impulsafferenzen aus dem visuellen Kortex gesteuert wird (Perenin u. Jeannerod 1978).

Liegt nun eine Schädigung des Kortex vor, speziell
seiner parietalen und okzipitalen Teile rechts, aber auch
der frontalen Area 8, kommt es zu einem verminderten
Reizstrom in für die visuelle Perzeption wichtigen korti-
kalen Schaltstellen, zu einer verminderten efferenten
Impulsfolge. Es entsteht zum einen das Phänomen des
Hemi-Neglekts und zum anderen, damit aber verbunden, die mangelnde unwillkürliche Blickbewegung zu
der gleichen Seite, zu der Seite, die kontralateral zur
Hirnschädigung liegt.

Literatur

1. Albert ML (1973) A simple test of visual neglect. Neurology 23:
   658–664
2. Diller L, Weinberg J (1977) Hemi-Inattention in Rehabilitation.
   The Evolution of a Rational Remediation Program. Adv Neurol 18: 63–80
3. Gassel MM, Williams D (1963) Visual function in patients with
   homonymous hemianopia. Oculomotor mechanisms. Brain 86:
   1–36
4. Gelb A, Goldstein K (1920) Psychologische Analyse hirnpatholo-
   gischer Fälle. Berlin
5. Heilman KM, Valenstein E (1972) Frontal lobe neglect in man.
   Neurology 22: 660–664
6. Heilman KM, Valenstein E (1979) Mechanism underlying hemi-
   spatial neglect. Ann Neurol 5: 160–170
7. Hufschmidt HJ (1980) Das Rechts-Links-Profil im kulturhistori-
   schen Längsschnitt. Ein Dominanzproblem. Arch Psychiat Ner-
   venkr 229: 17–43
8. Luria AR, Homaskaya ED (1962) An objective study of ocular
   movements and their control. Psychol Beitr VI

9. Luria AR (1970) Die höheren cortikalen Funktionen des Menschen und ihre Störungen durch örtliche Hirnschädigungen. VEB Verlag d. Wiss., Berlin
10. Meienberg O, Zangemeister WH, Rosenberg M, Hoyt WF, Stark L (1981) Saccadic Eye Movement Strategies in Patients with Homonymous Hemianopia. Ann Neurol 9: 537–544
11. Perenin MT, Jeannerod M (1978) Visual function within the hemianopic field following early cerebral hemidecortation in man. I. Spatial localization. Neuropsychologia 16: 1–13
12. Sprague JM, Chambers WW, Stellar E (1961) Attentive, affective, and adaptive behavior in the cat. Science 133: 165–173
13. Teuber HL, Bettersby SW, Bender MB (1960) Visual field defects after penetrating missile wounds of the brain. Harvard University Press, Cambridge
14. Wulff O (1927) Die Kunst des Kindes. Enke, Stuttgart

Okulomotorische Aspekte epileptischer Anfälle

P. Wolf

Einleitung

Epileptische Anfälle unter dem Gesichtspunkt ihrer Beziehung zur Okulomotorik zu betrachten, ist nicht alltäglich und wurde an dieser Stelle durch das Oberthema des Kolloquiums veranlaßt. Dabei zeigte sich aber, daß sich sogar zwei Aspekte angeben lassen, unter denen eine solche Betrachtung sinnvoll ist:

1. Auslösung epileptischer Anfälle durch okulomotorische Aktivität
2. Okulomotorische Symptome epileptischer Anfälle

Wenn man absolut wollte, könnte man noch als

3. Kapitel die Wirkung antiepileptischer Therapie auf das okulomotorische System hinzufügen, aber das ist eigentlich wieder ein anderes Thema.

Anfallsprovokative Wirkung okulomotorischer Aktivität

Bei der EEG-Untersuchung generalisierter primärer Epilepsien finden sich nicht selten Patienten, die auf Lidschluß generalisierte, oft okzipital betonte spike-wave- oder polyspike-wave-Entladungen bekommen (Green 1968, Lewis 1972, Vignaendra et al. 1976, Wolf 1981), meist subklinisch, manchmal aber von einer Absence begleitet. Obwohl das so häufig und bekannt ist, weiß man nicht, wie dieser Vorgang eigentlich zu erklären ist. Der nächstliegende Gedanke ist der an eine Variante der Fotosensibilität, also einer epileptischen Antwort auf raschen Wechsel zwischen hell und dunkel. In der Tat sind die meisten dieser Patienten fotosensibel, und hinzu kommt, daß bei der experimentellen Prüfung der Fotosensibilität mit dem Stroboskop die abnormen Antworten besonders durch Augenschluß provozierbar sind.

Anscheinend sind die Verhältnisse aber etwas komplizierter, denn es gibt nicht nur fotosensible Patienten ohne die besondere Lidschlußempfindlichkeit, sondern auch Patienten mit spike-wave-Auslösung durch Augenschluß, die sich nicht als fotosensibel erweisen. Newmark und Penry (1978) fanden in ihrer Übersicht, daß nur 6 von 12 solcher Patienten fotosensibel waren. Unter 1062 epileptischen Patienten unseres Video-EEG-Labors (unpublizierte Daten) fanden wir 103 (9,7%) Fotosensible und 86 (8,1%) Patienten mit Provokation epileptischer Potentiale durch Lidschluß. Bei 65 Patienten traf beides zusammen. Von den restlichen

21 Lidschlußempfindlichen waren 12 fraglich, 9 nicht fotosensibel. Da jedoch die letztgenannte Gruppe ein Durchschnittsalter von 26,1 Jahren hat, sind zumindest die älteren von ihnen in einem Alter, in dem man Fotosensibilität oft nicht mehr nachweisen kann, auch wenn sie früher bestanden hat. Unterstellt man dies, bleibt dennoch schwer verständlich, warum eine weniger spezifische Reaktionsform noch bestehen bleibt, wenn die spezifische bereits verschwunden ist.

Hinzu kommen Untersuchungsbefunde an Patienten mit spike-wave-Provokation durch Augenschluß, bei denen das Mitspielen von Lichtreizen ausgeschlossen wurde, indem man die ganzen Untersuchungen im Dunkeln durchführte (Green 1968, Lewis 1972, Vignaendra et al. 1976) oder indem man die Augenlider mechanisch fixierte, sodaß zwar der motorische Impuls, nicht aber ein Verdunkelungseffekt zustande kam (Green 1968). Hierbei blieb der provokative Effekt erhalten. Dagegen trat bei einem hierauf untersuchten Patienten (Lewis 1972) die Reaktion bei passivem Lidschluß nicht auf, sofort aber in dem Moment, in dem er die zuvor passiv geschlossenen Lider selbst zukniff.

Diese Befunde sind schwer anders zu erklären als über propriozeptive Impulse der Augenmuskulatur, es sei denn durch eine konditionierte Reaktion bei ursprünglich durch Augenschluß ausgelöster Fotosensibilität. Ein solcher Zusammenhang ist beim derzeitigen Wissensstand nicht auszuschließen.

Etwas anderes ist noch unbekannt und wäre von Interesse: ob Patienten, die bei Fotosensibilität Anfälle durch Augenzwinkern selbst induzieren, lidschlußempfindlich sind und sich darin von anderen unterscheiden, die andere Modalitäten der Selbstinduktion benutzen. Von den zwei selbstinduzierenden Patienten, die wir daraufhin untersucht haben, löste der eine Anfälle durch Fächeln der gespreizten Finger vor den Augen aus, die andere durch Musterbetrachten. Beide waren nicht lidschlußempfindlich.

Es sind noch zwei andere Varianten der Anfallsauslösung durch Augenbewegungen bekanntgeworden: Bei einem Patienten von Vignaendra und Lim (1978) lösten Konvergenzbewegungen tonische Anfälle aus, die mit einer etwas unklaren visuellen Aura und einem Verdrehen der Augen nach oben begannen. Bei einer Patientin von Shanzer et al. (1965) mit einer trotz Autopsie ungeklärten fortschreitenden Hemiparese und Hemianopsie führte Blickwendung zur gestörten rechten Seite regelmäßig zu rechtsseitigen klonischen Anfällen mit Bewußtlosigkeit, die durch Verdrehen der Bulbi nach rechts oben eingeleitet wurden. Eine zweite Auslösemöglichkeit war bei ihr wiederum das Zukneifen der Augen. Beide Patienten waren nicht fotosensibel, der Patient von Vignaendra und Lim jedoch mustersensibel.

Auch wenn die Pathophysiologie dieser Auslösemodalitäten nicht ganz geklärt ist, handelt es sich hier jedenfalls um eine Gruppe von Patienten, bei denen bestimmte definierte Augenbewegungen epileptische Anfälle auslösen können.

Augenbewegungen in epileptischen Anfällen

Generalisierte Anfälle

Okulomotorische Phänomene finden sich besonders bei den Absencen und sind hier meist das initiale oder überhaupt das kennzeichnende Symptom. Zwei wichtige Phänomene der Absence spielen sich vorzüglich an den Augen ab: die Myoklonien und die Retropulsivbewegung. Bei der Video-Analyse von 59 Patienten mit 528 registrierten Absencen, die Stefan (1982) unternommen hat, waren Myoklonien mit 62,3% das häufigste Absencesymptom und betrafen, soweit sie rhythmisch waren, so gut wie immer die Augenlider.

Das Leitmotiv par excellence der Absence, und zwar besonders der Absence bei Pyknolepsie, ist nach Janz (1969) die Retropulsivbewegung, deren Kern eine Hebung der Lider und Augäpfel darstellt, die von Hebung des Kopfes gefolgt sein kann. Auch dies hat sich in Stefans videogestützter Untersuchung wieder bestätigt.

Die Beachtung solcher Bewegungsgestalten ist bedeutsam, weil sie es erlauben, Beziehungen zur funktionellen Organisation des zentralen Nervensystems herzustellen. Die okulären Bewegungen in der Absence geben sich dann als Fragmente von Grundmustern der Haltungs- und Stützmotorik zu erkennen (Stefan 1982), die auch für Janz (1969) in der Retropulsion das biologische Grundmotiv des Aufrichtens hergab. Hier würde also ein im Jacksonschen Sinne niederes Organisationsniveau im epileptischen Anfall durch den Ausfall übergeordneter Niveaus enthemmt hervortreten.

Die Pyknolepsie als die generalisierte Epilepsie des
Schulalters (eventuell mit großen Anfällen, die auch re-
tropulsiv beginnen) grenzt sich durch dieses Bewegungsmuster von den frühkindlichen, durch die eine
Embryonalhaltung imitierende Propulsivbewegung
(Janz 1969) charakterisierten Formen ebenso ab wie
vom nachfolgenden Impulsiv-Petit mal der Pubertät,
dessen Bewegungsmuster einer generalisierten Strek-
kung unter Führung der Extremitäten mit dem Muster
der Enthirnungsstarre verglichen wurde (Janz 1969).

Warum die Retropulsion der Pyknolepsie meist aus-
gerechnet mit einer Lid- und Bulbusbewegung beginnt,
ist noch ungeklärt. Auch sind aus den Bewegungsmustern keine unmittelbaren Rückschlüsse auf den Ur-
sprung der epileptischen Entladungen möglich.

Fokale Anfälle

Unter den fokalen Anfällen sind es die Versivanfälle,
bei denen Blickbewegungen eine Rolle spielen. Versivbewegungen kommen zwar auch in Absencen manchmal vor, sind aber ebenso wie die Retropulsionen unbewußt und haben sicher eine andere Bedeutung als die
bewußt erlebten Wendebewegungen des fokalen Anfalls. Diese beginnen in der Regel mit Kopf und Augen,
und eine Blickwendung kann durchaus das einzige An-
fallssymptom sein. Erfolgt sie repetitiv, so entsteht ein
„epileptischer Nystagmus". Fokale Versivanfälle können von epileptischen Herden verschiedener Lokalisation ausgehen (Janz 1969). Ob eine isolierte Blickbewegung bei der einen oder anderen Lokalisation häufiger

60

ist, wurde noch nicht systematisch untersucht, wie überhaupt unser Wissen über die Bedeutung der Variabilität der Versivanfälle noch sehr gering ist.

In unserem Zusammenhang ist von Interesse, daß einige Patienten, und zwar besonders jene, die eine visuelle oder auditive Aura beim Versivanfall haben, aber auch andere, die Drehbewegung nicht als etwas empfinden, was an ihnen unwillkürlich geschieht, sondern als etwas, was sie einem unwiderstehlichen Impuls folgend aktiv tun. Soweit sie eine Aurawahrnehmung haben, scheint es ihnen oft so, als müßten sie sich dieser Wahrnehmung zuwenden. Zumindest für diese Fälle gibt sich die Bewegung als zielmotorische zu erkennen und damit als Gegentyp der stützmotorischen des generalisierten Anfalls. Es liegt hier nahe, eine Verbindung zu Versivbewegungen von Kopf und Augen herzustellen, die sich nach Hassler (1978) bei der Katze durch Reizung im Bereich des Pallidum erzielen lassen, oft von Änderungen der Pupillenweite begleitet sind und mit den epileptischen Versivanfällen der geschilderten Art auch die Aufmerksamkeitseinschränkung auf den in der Bewegung angezielten Sektor gemeinsam haben. Unter dem Vorbehalt, daß nie von vornherein feststeht, inwieweit epileptische Entladungen sich physiologischer Wege bedienen, könnte auch hier ein funktionelles motorisches Grundmotiv gefunden sein, das im Anfall aufgegriffen wird.

Kommentar

Die Betrachtung epileptischer Anfälle unter okulomotorischem Aspekt erweist sich als fruchtbar, weil Blickbewegungen als Leitsymptom einiger epileptischer Anfälle auftreten. Die Unterscheidung zwischen vertikaler und horizontaler Blickbewegung – jedenfalls soweit die erstere unbewußt, die letztere bewußt erfolgt – wird dabei zu einem hervorragenden Kriterium, den einen Anfall entsprechend der grundlegenden Dichotomie epileptischer Anfälle den generalisierten Anfällen zuzuordnen, den anderen den fokalen. Ferner erscheint der Blick nach oben als Teil von Bewegungsschablonen der Haltungs- und Stützmotorik, der zur Seite als solcher der Zielmotorik.

Eine ähnliche Trennung läßt sich auch bei der okulomotorischen Anfallsauslösung finden, da das einzige Beispiel horizontaler provokativer Bewegung zu fokalen Anfällen führte, während der Lidschluß als Auslöser generalisierter Anfälle wieder eine Bewegung in der Vertikalen ist. Die hierbei ausgelösten Anfälle sind Absencen, also die Anfälle, die ganz besonders die Augenmotorik einbeziehen. Sofern dies in der Form von Myoklonien geschieht, wäre die Entstehung eines Regelkreises denkbar, der durch das Wechselspiel von Stimulus und Bewegungseffekt, der wiederum zum Stimulus wird, zur Entstehung eines anhaltenden epileptischen Zustandes, eines Petit-mal-Status führen könnte. Ein solcher Vorgang wurde unter eher mechanistischen Vorzeichen von Bickford und Klass (1969) für die selbstinduzierten Anfälle diskutiert, wobei jedoch die Frage nach dem primus motor – wie auch immer begründeter psychischer Impuls oder „zufällig" auftretendes Petit mal mit Lidmyoklonien – ausgeklammert blieb. Sie kann auch hier nicht beantwortet, soll aber doch gestellt werden.

Literatur

1. Bickford RG, Klass DW (1969) Sensory precipitation and reflex mechanisms. In: Jasper HH, Ward AA, Pope A (eds): Basic mechanisms of the epilepsies. Churchill, London, p 543–564
2. Green JB (1968) Seizures on closing the eyes. Neurology 18: 391–396
3. Hassler R (1978) Striatal control of locomotion, intentional actions and of integrating and perceptive activity. J neurol sci 36: 187–224
4. Janz D (1969) Die Epilepsien. Thieme, Stuttgart
5. Lewis JA (1972) Eye closure as a motor trigger for seizures. Neurology 22: 1145–1150
6. Newmark ME, Penry JK (1978) Photosensitivity and epilepsy: A review. Raven, New York
7. Shanzer S, April R, Atkin A (1965) Seizures induced by eye deviation. Arch neurol 13: 621–626
8. Stefan H (1982) Epileptische Absencen. Thieme, Stuttgart
9. Vignaendra V, Lim CL (1978) Epileptic discharges triggered by eye convergence. Neurology 28: 589–591
10. Vignaendra V, Thiam Ghee L, Chong Lee L, Siew Tin Ch (1976) Epileptic discharges triggered by blinking and eye closure. Electroenceph clin neurophysiol 40: 491–498
11. Wolf P (1981) Optische Provokationen in der EEG-Untersuchung bei Epilepsie. EEG-Labor 3: 1–34

Die internukleären Ophthalmoplegien

R. Schiffter

Einleitung

Die internukleären Ophthalmoplegien (I.O.) sind lokalisationsdiagnostisch und praktisch-klinisch wichtige Hirnstammsyndrome, die keineswegs selten auftreten. Während sie in der englischen, amerikanischen und französischen Literatur wohlbekannt sind und ständig untersucht und diskutiert wurden, sind die I.O. im deutschen Sprachraum lange Zeit vergessen und verschüttet gewesen. Sie waren selbst in den Handbüchern und Standardlehrbüchern bis in die mittleren 70iger Jahre hinein einfach nicht vorhanden (z.B. Bodechtel 1974). Gleichwohl sind sie in Deutschland entdeckt und vor nunmehr 94 Jahren publiziert worden. Winkler hat 1982 eine interessante medizinhistorische Ausgrabung gemacht: Der Berliner Augenarzt Uhthoff hat 1889, also 33 Jahre vor Lhermitte und Lutz das Syndrom der doppelseitigen vorderen I.O. bei einem Kranken mit multipler Sklerose präzise und fast vollständig beschrieben. Zitat aus Uhthoffs Arbeit im Archiv für Psychiatrie und Nervenkrankheiten:

„Im Anschluß hieran will ich noch einen Fall von ausgesprochener disseminierter Herdsklerose erwähnen, wo bei negativem ophthalmoskopischem Befunde und guter Sehschärfe die Beweglichkeit der Augen nach den verschiedenen Richtungen etwas weniger ausgiebig als normal war, im Bereich der Recti interni aber bei den Seitwärtsbewegungen nach rechts und links eine deutliche Beweglichkeitsbeschränkung bestand. Trotzdem war die Convergenzbewegung ganz gut und gelang es dem Patienten auf dem Wege der Convergenz jedenfalls seine Augen erheblich weiter nach innen zu führen, als auf dem Wege der directen Seitwärtsbewegung nach rechts und links. In den verschiedenen Endstellungen der Augen trat deutlicher Nystagmus auf. Es scheint demnach gelegentlich auch einmal vorkommen zu können, daß die Convergenz relativ gut erhalten ist, während bei den Seitwärtsbewegungen deutliche Beweglichkeitsbeschränkung im Sinne der Recti interni besteht.“

Es fehlt also lediglich die Beschreibung der Dissoziation des Nystagmus.

Auch in späteren Fallbeschreibungen taucht die vordere I.O. immer wieder auf, so bei Fischer 1905 oder Antoni 1920. 1922 hat Lhermitte die vordere I.O. noch einmal beschrieben und den Begriff geprägt und 1923 hat dann auf einem Kongreß in Havanna Lutz eine vordere und eine hintere I.O. konstatiert, wobei die vordere schon gut klinisch und neuropathologisch begründet, die hintere geistreich, aber spekulativ vermutet worden war. In den folgenden Jahren werden die I.O. dann im deutschen Sprachraum, z. B. als MS-Symptom, noch gelegentlich erwähnt (Winkler 1982), aber schließlich sukzessive vergessen oder als Rarität abgetan. In der großen multizentrischen MS-Studie von Poser 1978 und 1979 sind I.O. gar nicht mehr zahlenmäßig erfaßt, 1980 werden sie von den beiden Autoren Poser und Ritter bei einer Gesamtzahl von 1572 MS-Kranken mit einer

Häufigkeit von 1% quasi verschämt und beiläufig genannt. Dies vor dem Hintergrund, daß die I.O. im englischen, französischen und amerikanischen Schrifttum ganz geläufige Syndrome waren und daß z.B. Fötzsch 1971 wieder über 75 gut analysierte Fälle von vorderer I.O. berichtet hatte und auch ich selbst 1974 und 1975 in klinischen Arbeiten auf die vordere und auf die hintere I.O. aufmerksam gemacht hatte.

Die Syndrome

Es gibt eine vordere und eine hintere I.O., man könnte auch besser sagen eine obere oder rostrale und eine untere oder kaudale, denn wir gehen ja als Zweibeiner aufrecht, aber vordere und hintere I.O. haben sich seit Lutz als Begriffe durchgesetzt.

Die *vordere* I.O. ist ein klinisch und neuropathologisch wie pathophysiologisch gut aufgeklärtes Syndrom. Sie ist charakterisiert als Parese des M. rectus bulbi medialis, die sich nur beim Blick in die Richtung des gelähmten Muskels als Zurückbleiben des betroffenen Bulbus äußert, wobei dissoziierter Nystagmus auftritt dergestalt, daß das abduzierende „gesunde" Auge mit höherer Amplitude und nach EOG-Befunden (Bunge 1980) zum Teil auch mit höherer Nystagmusfrequenz und -amplitude schlägt, als das „erkrankte" Auge. Bei diesem Seitwärtsblick treten dann zwangsläufig Doppelbilder auf. In Primärposition beim Geradeausblick sieht man hingegen keine Fehlstellung der Bulbi und der Kranke sieht auch keine Doppelbilder (Abb. 1). Tritt das Syndrom isoliert, ganz ohne Zusatzsymptome auf, wie es bei kleinherdigen Läsionen der Fall ist, dann ist die Konvergenzreaktion gleichwohl ungestört, die ja einen eigenen Reflexbogen hat.

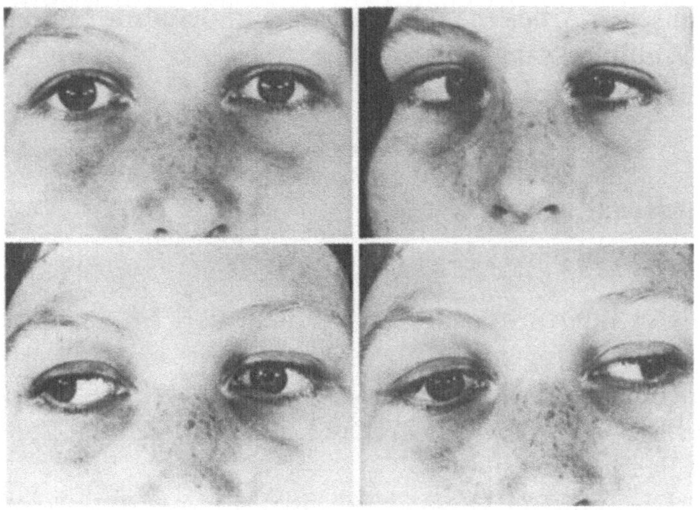

Abb. 1. Doppelseitige vordere internukleäre Ophthalmoplegie

Im Elektronystagmogramm und im Elektrookulogramm findet man eine typische Verlangsamung der Sakkaden, besonders am adduktionsgestörten Auge, kombiniert mit dem „overshoot" (hypermetrischer Sprung) des kranken Auges (Bunge 1980).

Der Läsionsort bei der vorderen I. O. ist eine Unterbrechung des medialen Längsbündels auf der Seite der Adduktionsparese zwischen Okulomotorius- und Abduzenskernebene (s. Abb. 3 in dem Beitrag Kömpf S. 10). Es handelt sich also um eine Bahnunterbrechung im dorsalen Hirnstamm und nicht um eine Läsion eines okulomotorischen Nerven oder seines Kerns.

In etwa der Hälfte der Fälle sieht man bei der vorderen I.O. auch einen vertikalen Blickrichtungsnystagmus. Eine allgemeine Gang- und Standataxie ist häufigstes neurologisches Begleitsymptom. Selbstverständlich können sich auch andere Hirnstammsymptome, auch Blickparesen verschiedenster Art hinzugesellen.

Der geschilderte dissoziierte Nystagmus allein ohne sichtbare Adduktionsparese kann Frühstadium der vorderen I.O. bzw. Ausdruck einer nur diskreten Läsion des medialen Längsbündels sein, der Kranke berichtet dann von flüchtigem Doppelt- bzw. Verschwommensehen beim Seitwärtsblick. In diesen Fällen hilft diagnostisch eine Elektrookulographie. Bunge (1980) hat damit auch hierbei nachweisen können, daß die Geschwindigkeitsverlangsamung des betroffenen Auges in Richtung des gelähmten Muskels und der enthemmte „overshoot“ des „gesunden“ Auges die Sicherung der Diagnose einer vorderen I.O. ermöglicht, auch wenn dies mit einfachen klinischen Mitteln noch nicht gelingt. Für den Kliniker sollte jeder dissoziierte Nystagmus dieser Art zunächst den Verdacht auf eine I.O. auslösen. Es gibt allerdings eine wichtige Einschränkung: Eine okuläre Myasthenie (vielleicht auch Myopathie) kann gelegentlich das Syndrom einmal vortäuschen. Deshalb sollte ein Tensilontest im Zweifel Klarheit schaffen. Ist eine Myasthenie ausgeschlossen, darf ein dissoziierter Nystagmus oder ganz sicher das volle Syndrom einer vorderen I.O. stets als Ausdruck einer Läsion des medialen Längsbündels in der Hirnstammhaube aufgefaßt werden.

Die vordere I.O. kann ein- oder doppelseitig auftreten, die doppelseitigen sind häufiger.

Häufigste Ursache besonders der isoliert auftretenden vorderen I.O. ist die multiple Sklerose (kleinherdige Läsionen), aber auch bei ischämischen Hirnstamminsulten und besonders der alkoholischen Wernicke-Enzephalopathie ist sie ein wichtiges und häufiges Syndrom. Alkoholkranke mit anhaltendem dissoziierten Nystagmus und anhaltenden inkonstanten Doppelbildern haben fast stets eine I.O., also eine Wernicke-Enzephalopathie.

Die *hintere I.O.* ist ein schwieriges Kapitel aus zwei Gründen:

1. wird sie regelmäßig mit einer inkompletten Abduzensparese verwechselt und
2. gibt es kompetente Neurophysiologen, die mit überzeugend erscheinenden experimentellen Ergebnissen und Argumenten belegen, daß es die hintere I.O. überhaupt nicht gibt (z.B. Henn et al. 1978).

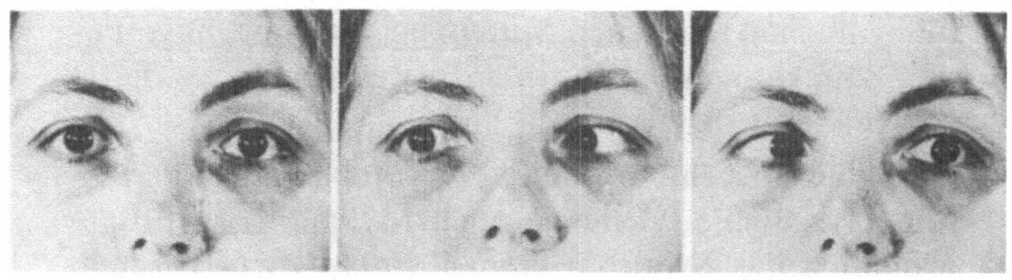

Abb. 2. Doppelseitige hintere internukleäre Ophthalmoplegie

Auf Abb. 2 ist eine hintere I.O. fotografiert. Man erkennt, daß die Kranke beim Geradeausblick keine Schielstellung zeigt, sie hat dabei natürlich auch keine Doppelbilder. Beim Seitwärtsblick bietet sie dann eine

70

fast komplette Parese des M. rectus bulbi lateralis beidseits wie bei einer doppelseitigen Abduzenslähmung. Eine solche Konstellation aber gibt es bei Abduzensparesen nicht. Dabei würde in jedem Falle auch beim Geradeausblick eine deutliche Einwärtsstellung der Bulbi auftreten und die Kranke müßte auch in dieser Primärposition doppelt sehen. Das war aber nicht der Fall. Außerdem bot sie beim Seitwärtsblick einen etwas irregulären, aber sicher dissoziierten Nystagmus, wobei jeweils das adduzierende Auge etwas höheramplitudig schlug als das abduzierende, ein Befund, der nicht für Abduzensparesen typisch ist. Es handelt sich also um eine hintere oder untere I.O., bei der der Kern und die peripheren Fasern des Abduzensnerven intakt sein müssen. Der normale Ruhetonus des intakten peripheren Neurons für den Abduktionsmuskel sorgt offenbar dafür, daß bei Primärposition der Bulbi weder Schielstellung noch Doppelbilder auftreten. Das Syndrom war bei der Kranken im Erwachsenenalter während eines Schubes der bei ihr sicher diagnostizierten multiplen Sklerose neu entstanden. Ein Duane-Syndrom (Aplasie der Abduzenskerne) konnte differentialdiagnostisch zuverlässig ausgeschlossen werden.

Die hintere I.O. ist wohl etwas seltener als die vordere, aber insgesamt nicht selten. Doppelseitige sind noch häufiger als bei der vorderen I.O. Der dissoziierte Nystagmus ist öfter irregulär und inkonstant. Begleitsymptome und Ursachen sind im wesentlichen die gleichen wie bei der vorderen I.O. Eine Myasthenie muß auch hierbei ausgeschlossen werden. Es scheinen hintere I.O. besonders häufig bei alkoholischen Wernicke-Enzephalopathien vorzukommen. In den Lehrbüchern werden Abduzensparesen als häufige Augenmuskelstörung bei der Wernicke-Enzephalopathie angegeben. Es handelt sich dabei wahrscheinlich um hintere I.O.

Der Ort der Läsion ist noch umstritten. Rothstein und Alvord fanden 1971 bei einem Fall von hinterer I.O. den Abduzenskern und -nerven neuropathologisch intakt, aber vom frontalen Augenfeld zum Abduzenskern ziehende „aberrierende" Pyramidenbahnfasern waren degeneriert. Ähnliche, aber ebenfalls umstrittene Befunde gibt es auch von anderen Untersuchern. So meinten Hoyt und Daroff (1971), daß der Läsionsort zwischen pontiner Formatio reticularis und Abduzenskern liegen könne. Die Läsion wäre dann gewissermaßen pränukleär. Möglicherweise liegt die Läsion also abduzenskernnahe. Mit dem zur Zeit von allen Neurophysiologen akzeptierten Schema des Bahnverlaufs im okulomotorischen System (s. Beitrag Kömpf S. 10) läßt sich eine hintere I.O. nicht erklären. Danach müßte auch eine „pränukleäre" abduzenskernnahe Läsion, etwa zwischen parapontiner Formatio reticularis und Abduzenskern, zur gleichseitigen Blickparese führen. Eine nukleäre Abduzensparese kann es nach diesem Schema ebenfalls nicht mehr geben, weil auch diese Kernläsion nur eine Blickparese verursachen würde. Es bleibt also die Frage, wie die nicht seltenen Abduktionsparesen mit den oben beschriebenen Besonderheiten, die wir Kliniker beobachten, zustandekommen. Inkomplette Abduzensparesen können es schwerlich sein, wegen der genannten Besonderheiten (dissoziierter Nystagmus, fehlende Schielstellung und fehlende Doppelbilder in Primärposition). Auch könnte man kaum verstehen, warum bei der Wernicke-Enzephalopathie mit ihren betont mittelliniennahen Läsionen in der Hirnstammhaube und bei der multiplen Sklerose mit ihren regellosen kleinherdigen Bahnunterbrechungen so häufig bilaterale Abduktionsparesen dieser Art auftreten. Es müßten dann hierbei laterale Läsionen der lateral vom Abduzenskern fortziehenden intrapontinen Abduzensnervenfasern seitengleich und inkomplett lädiert sein, was einfach unwahrscheinlich ist. Die Frage der Deutung und des Läsionsortes muß also vorerst offenbleiben. Gleichwohl sollte man die klinischen Beobachtungen ernst nehmen, auch wenn sie nicht in ein scheinbar überzeugendes Schema passen und die experimentelle Forschung intensivieren.

Vorerst sollten beide Syndrome als wichtige herdförmige Hirnstammläsionen zur Kenntnis genommen und diagnostisch genutzt werden. Für beide sind die häufigsten Ursachen die multiple Sklerose, die vaskulären Hirnstamminsulte und die Wernicke-Enzephalopathien. Selbstverständlich können auch Hirnstammtumoren, Aneurysmen und andere lokale Prozesse des Hirnstamms in Betracht kommen.

Nach den Ergebnissen von Winkler (1982), der die Befunde von 100 MS-Kranken aus der Neurologischen Abteilung im Klinikum Steglitz der Freien Universität Berlin ausgewertet hat, ist bei dieser Erkrankung nach einer mittleren Krankheitsdauer von 7,7 Jahren in 21% der Fälle mit einer I. O. zu rechnen, wobei die vorderen dreimal häufiger als die hinteren sind und die bilateralen ebenfalls dreimal häufiger als die unilateralen. Nimmt man die Fälle von sicherem dissoziierten Nystagmus ohne eindeutig erkennbare Parese hinzu, dann sind es zusammen 35%. Damit sind die internukleären

Ophthalmoplegien mit Abstand die häufigsten okulomotorischen Störungen bei der multiplen Sklerose überhaupt. Die Angabe von Poser und Ritter (1980) in ihrer großen multizentrischen MS-Studie, daß die I.O. nur mit 1% Häufigkeit aufträten, muß demnach mit der mangelnden Kenntnis der an der Studie beteiligten deutschen Neurologen bezüglich dieses okulomotorischen Syndroms erklärt werden.

Bei der Wernicke-Enzephalopathie scheinen die Verhältnisse nach eigenen Beobachtungen ähnlich zu sein. Jedenfalls kann man festhalten, daß anhaltender dissoziierter Nystagmus oder die komplette vordere oder hintere I.O. bei Alkoholkranken fast beweisend für eine Wernicke-Enzephalopathie sind.

Ebenso häufig sind I.O. bei Hirnstamminfarkten, jedoch sind sie hier meist in komplexere neurologische Herdsyndrome eingebettet, gleichwohl aber als lokaldiagnostisches Leitsymptom nicht weniger wichtig.

Zusammenfassung

Es wurden die klinischen Kriterien, wichtige Zusatzbefunde und die Ursachen der vorderen und hinteren I.O. kurz geschildert. Die Syndrome sind im deutschen Sprachraum noch immer zuwenig bekannt. Um ihre Bedeutung plastischer darzustellen, sollen einige pauschale Bemerkungen angefügt werden:

Wenn ein sonst wenig beeinträchtigter jüngerer Mensch

ohne deutlich zu schielen über flüchtige aber immer wiederkehrende Doppelbilder klagt, hat er nicht selten eine I. O. Ist diese festgestellt, liegt meist eine multiple Sklerose vor. Wenn ein Alkoholkranker auch im nüchternen Zustand anhaltend doppelt sieht, ohne grob zu schielen, dann findet man oft ein I. O. oder wenigstens einen dissoziierten Nystagmus und muß nunmehr eine Wernicke-Enzephalopathie annehmen. In beiden Fällen liegt eine Hirnstammläsion und nicht eine inkomplette periphere Hirnnervenlähmung vor.

Literatur

1. Antoni N (1920) Eine eigentümliche, symmetrische Motilitätsstörung der Augen bei multipler Sklerose. Zbl Neur Ref 19: 420
2. Bodechtel G (1974) Differentialdiagnose neurologischer Krankheitsbilder. Thieme, Stuttgart
3. Bunge St (1980) Über die diagnostische Wertigkeit klinischer Symptome und elektrooculographischer Zeichen bei vorderen internukleären Ophthalmoplegien. Med Diss, Freie Univ. Berlin
4. Fischer O (1905) Isolierte Lähmung eines Musculus rectus internus als Seitenwender. Prag med Wschr 30: 677
5. Fötzsch R (1971) Die internukleäre Ophthalmoplegie. Ophthalmologica 162: 331
6. Henn V, Büttner M, Büttner-Ennever J (1978) Supranukleäre Störungen der Okulomotorik – physiologische und anatomische Grundlagen. In: Kommerell G, Bergmann JF (Hrsg) Augenbewegungsstörungen. München
7. Hoyt WF, Daroff RB (1971) Supranuclear disorders of ocular control systems in man. In: Bach IR, Collins CC, Hyde JE (eds) The control of eye movements. Academic Press, New York London

8. Lhermitte J (1922) Les troubles oculaires. In: L'encéphalite lé-
   thargique. Masson, Paris
9. Lutz A (1923) Über die Bahnen der Blickwendung und deren
   Dissoziierung (nebst Mitteilung eines Falles von Ophthalmoplegia internucleares anterior in Verbindung mit Dissoziierung der
   Bogengänge). Klin Mbl Augenheilk 70: 213
10. Poser S (1978) Multiple sclerosis. An analysis of 812 Cases by
    means of elektronic data processing. Springer, Berlin Heidelberg
    New York
11. Poser S (1979) Neue Entwicklungen in der Forschung über die
    Multiple Sklerose. Nervenarzt 50: 611
12. Poser S, Ritter G (1980) Multiple Sklerose in Forschung, Klinik
    und Praxis. Schattauer, Stuttgart New York
13. Rothstein TL, Alvord EC (1971) Posterior Internuclear Ophthal-
    moplegia. A clinicopathological Study. Arch Neurol 24: 191
14. Schiffter R (1974) Die klinische Phänomenologie der supra- und
    internukleären Augenmuskellähmungen. Akt Neurol 1: 61
15. Schiffter R (1975) Die internukleären Ophthalmoplegien. Ner-
    venarzt 46: 116
16. Uhthoff W (1889) Untersuchungen über die bei der multiplen
    Sklerose vorkommenden Augenstörungen. Arch Psych Ner-
    venkr 21: 55
17. Winkler G (1982) Zum Vorkommen der internukleären Ophthal-
    moplegien bei der multiplen Sklerose. Med Diss, Freie Univ Ber-
    lin

Hirnstamminfarkte mit okulomotorischen Störungen

P. Marx

Einleitung

Hirnstamminsulte zeigen oft eine komplexe Symptomatik und Syndromatik. Dies liegt zum einen daran, daß im Hirnstamm alle aszendierenden und deszendierenden Projektionsbahnen, die Kerne der Hirnnerven und ihre faszikulären intrazerebralen Verlaufsstrecken sowie die komplizierten Verschaltungen der koordinativen Regelmechanismen für die Gleichgewichts- und Auge-Kopf-Koordination auf engstem Raum zusammengedrängt sind. Funktionsstörungen oder strukturelle Läsionen in relativ kleinen Gewebsvolumina führen daher zu sehr komplexen Krankheitsbildern mit oft gekreuzten Funktionsausfällen, wobei auch okulomotorische Störungen im Sinne von supra- und internukleären Blicklähmungen, Sakkadendysmetrien, Augennervenparesen und Oszillopsien vorkommen.

Die Systematik der Hirnstamminsulte wird zudem erschwert durch die Variabilität der arteriellen Versorgungsgebiete.

Im folgenden soll versucht werden, eine vorwiegend auf anatomischen Grundlagen basierende Darstellung der Hirnstammsymptome und -syndrome zu geben. Dabei ist eine gewisse Schematisierung unvermeidlich. Dieser Nachteil wird jedoch ausgeglichen durch den Vorteil einer übersichtlichen Orientierungshilfe, die eine rasche und zuverlässige lokalisatorische Zuordnung von Funktionsstörungen erlaubt und dadurch die Voraussetzung für jede rationale Diagnostik und Therapie schafft.

Die arterielle Versorgung des Hirnstammes

Die den Hirnstamm versorgenden Arterien sind in Abb. 1 dargestellt. Die Vertebralarterien und die von ihnen ausgehenden hinteren Kleinhirnarterien (Aa. cerebelli inf. post.) versorgen die Medulla oblongata einschließlich der kaudalen Anteile des Kleinhirnes. Beide Vertebralarterien vereinigen sich vor der Brücke, die sie mit ihren perforierenden Ästen und mit den mittleren Kleinhirnarterien (Aa. cerebelli inf. ant.) arteriell versorgen. Letztere ziehen zu den mittleren Kleinhirnstielen, zum Flocculus und mit einem Endast auch zum Innenohr. Sie sind allerdings variabel und inkonstant.

Die oberen Kleinhirnarterien (Aa. cerebelli sup.) haben ihr Irrigationsgebiet in der Mittelhirnhaube und in den rostralen bzw. oberen Kleinhirnanteilen.

Die A. basilaris teilt sich in der Mittelhirngrube in die beiden Aa. cer. post., die über die Aa. commun. post. mit dem Karotissystem kommunizieren und Anteile des

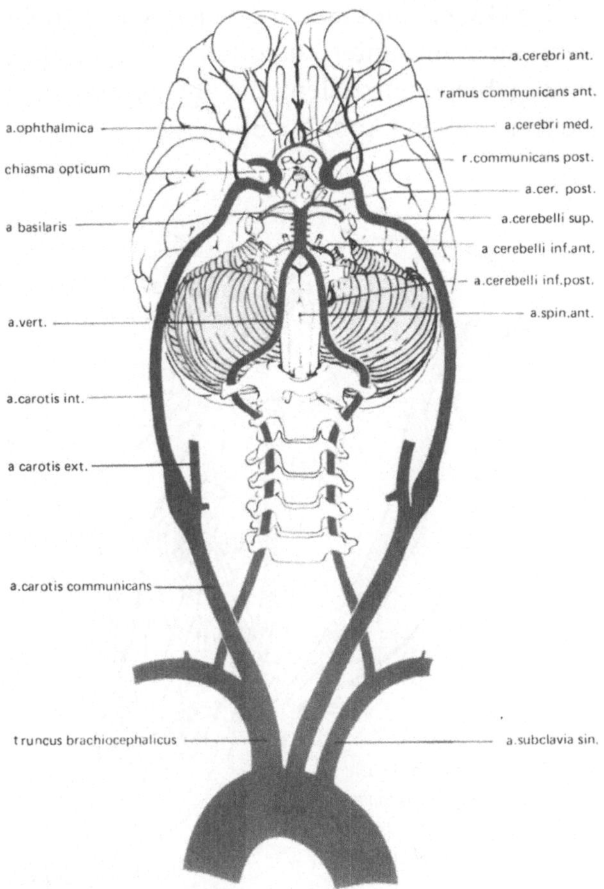

Abb. 1. Basale Ansicht der Gefäßversorgung des Gehirns (aus Marx 1977)

Mittelhirnes, des Zwischenhirnes, der Okzipitallappen und temporo-basale Strukturen versorgen.

Wie schon erwähnt, ist das vertebro-basiläre Arteriensystem variabel, worauf aus Platzgründen hier nicht näher eingegangen werden kann.

Im Querschnitt lassen sich jedoch ziemlich konstant, wenn auch mit unterschiedlicher Ausprägung, 4 Versorgungsgebiete darstellen, die im gesamten Hirnstamm Geltung haben (Abb. 2 u. 3).

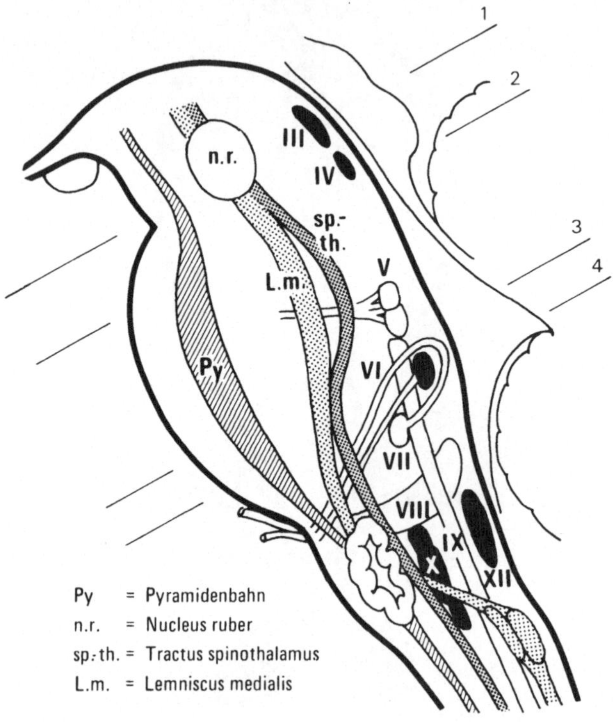

Abb. 2. Die Lokalisation der wichtigsten Kerne und Bahnen im Hirnstamm. Die römischen Ziffern bezeichnen die jeweiligen Hirnnerven. Die arabischen Ziffern bezeichnen die Schnittebenen der Abb. 3

Von den Hauptstämmen der Vertebralarterien, der A. basilaris und den Aa. cer. post. gehen mediane (und paramediane) Äste ab, die die Strukturen neben der

Mittellinie arteriell versorgen. Dieses *paramediane* Versorgungsgebiet endet typischerweise in Höhe der paramedian gelegenen motorischen Kerne, also in der Medulla oblongata in der Gegend des Hypoglossuskernes, in der Brücke in Höhe des Abduzenskernes, wobei hier außerdem noch die paramediane pontine Formatio reticularis (PPRF) und das mediale Längsbündel versorgt werden, und im Bereich des Mittelhirnes in den Kernarealen des Trochlearis und Okulomotorius.

Neben dem paramedianen Versorgungsgebiet liegt eine *ventrolaterale* Gruppe kurzer perforierender Arterien, die insbesondere Anteile der Pyramidenbahn versorgen und deren Verschluß zu kontralateralen Halbseitenlähmungen führt. Sie spielen für okulomotorische Störungen keine wesentliche Rolle.

Eine *dorsolaterale* Gruppe perforierender Arterien entspringt von den langen zirkumferierenden Arterien, also der unteren, mittleren und oberen Kleinhirnarterie. Sie versorgen die dorsolateralen Kerngruppen des Rautenhirnes (Medulla oblongata und Brücke), also von kaudal nach rostral die Kernareale des Glossopharyngeus und Vagus, die Vestibulariskerne, die Kerne des Nervus acusticus, den Fazialis und den Trigeminus. Nach medial reicht ihr Versorgungsgebiet zum Teil bis zu den paramedianen motorischen Kernen, also insbesondere zum Abduzenskern.

Neben den genannten Kernarealen liegen im dorsolateralen Versorgungsgebiet die Verbindungen des Hirnstammes mit dem Kleinhirn, also der untere und mittlere Kleinhirnstiel, Anteile des Lemniscus medialis (Hinterstrangsensibilität), des Tractus spinothalamicus (Schmerz- und Temperaturempfindung) und die zentrale Sympathikusbahn (Horner-Syndrom).

Auf eine Besprechung der *dorsalen* Versorgungsgebiete, die ebenfalls von Ästen der vorderen, mittleren
und hinteren Kleinhirnarterie erreicht werden und vor
allem die Kleinhirnkerne und mediane Kleinhirnstruk-
turen erreichen, kann hier aus Platzgründen nicht eingegangen werden, obwohl Störungen in diesem Bereich zu
Sakkadendysmetrien, zentralem Lagenystagmus, Rebound-Nystagmus etc. führen können.

Mangeldurchblutungen im vertebro-basilären Versorgungsgebiet können zu reversiblen (passagerer Insult) und irreversiblen (persistierender Insult, Hirninfarkt) Funktionsstörungen führen. Art und Ausmaß der
Funktionsausfälle richten sich nach Ort und Ausdehnung des betroffenen arteriellen Versorgungsgebietes.
So können kleine Infarkte lediglich Endausbreitungsge-
biete bestimmter Arterien, größere Infarkte aber auch
ein gesamtes Versorgungsareal umfassen. Daneben
kommen selbstverständlich auch gleichzeitig Infarkte in
mehreren Versorgungsgebieten und auch Grenzgebiets-
infarkte vor.

Die Klinik von Hirnstamminfarkten mit okulomotorischen Störungen

Im Folgenden sollen zunächst Syndrome des Mittelhirnes, dann Syndrome bei Störungen im Bereich der
Brücke und der Medulla oblongata dargestellt werden
(Abb. 3). Eine eingehende Beschreibung der Organisation der Blick- und Okulomotorik kann an dieser Stelle

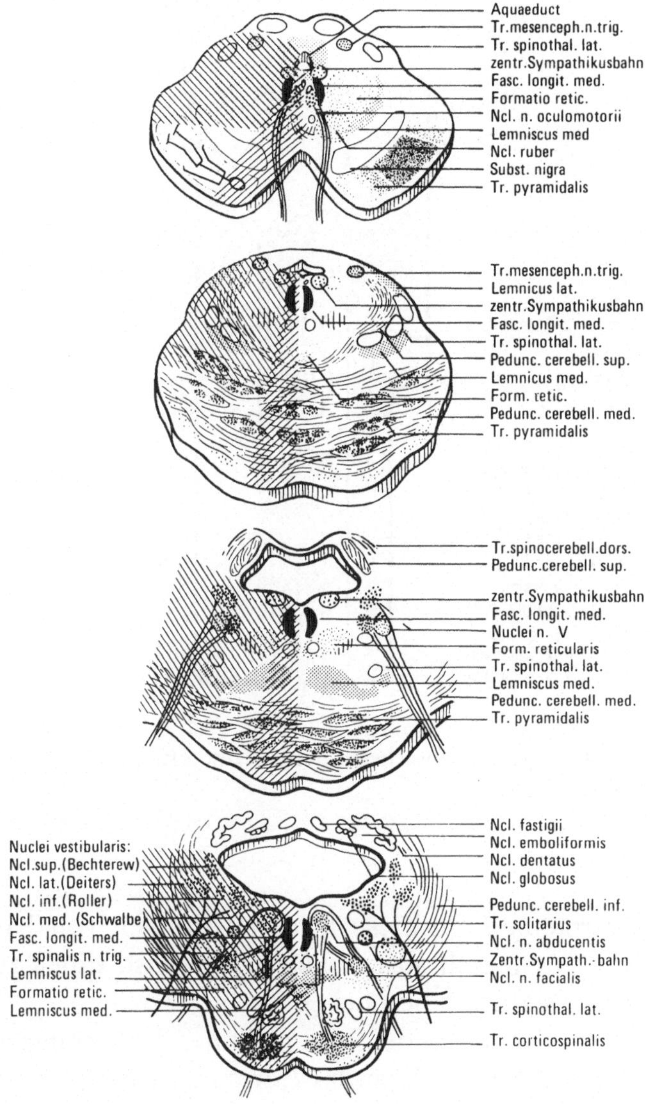

Abb. 3. Arterielle Versorgungsareale im Hirnstamm (die Schnittebenen sind in Abb. 2 angegeben)

▨ Paramedianes Versorgungsgebiet

▧ Dorsolaterales Versorgungsgebiet

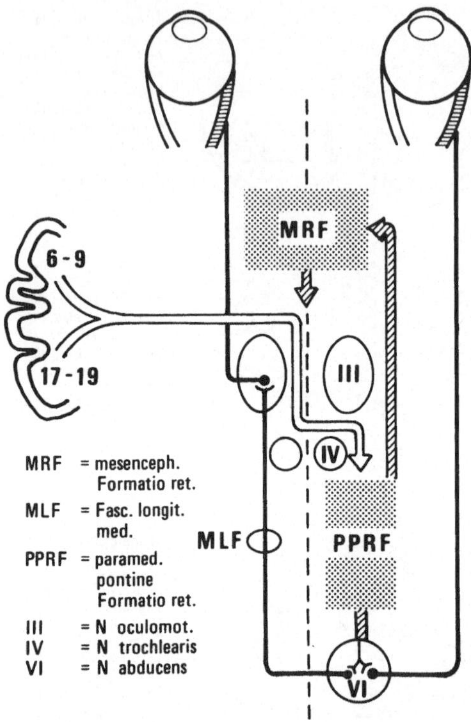

Abb. 4. Organisationsschema der Blickmotorik (modif. nach Brandt u. Büchele 1983)

unterbleiben, da diese in den Beiträgen von Koempf und Kommerell ausführlich gegeben ist. Einen zusammenfassenden Überblick gibt Abb. 4.

An der Spitze des paramedianen Versorgungsgebietes im Mittelhirn liegt das Kernmassiv des Nervus oculomotorius, dessen isolierte ischämische Läsion ein nur selten zu beobachtendes klinisches Syndrom hervorruft, das sich von der peripheren Okulomotoriusparese deut-

84

lich unterscheidet. Es ist charakterisiert durch eine homolaterale Parese aller äußeren vom Okulomotorius versorgten Augenmuskeln mit Ausnahme des Rectus superior, der auf dem gegenüberliegenden Auge gelähmt ist. Gleichzeitig besteht eine doppelseitige Ptosis (Abb. 5) und üblicherweise auch eine homolaterale Störung der parasympathischen Efferenzen, d. h. eine Mydriasis.

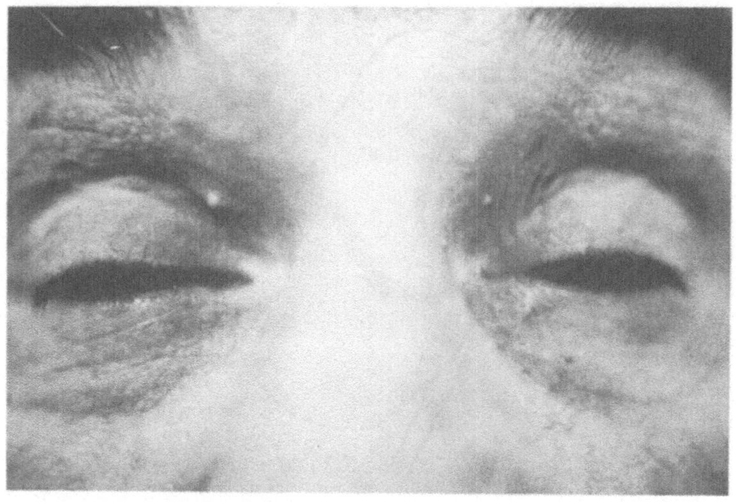

Abb. 5. Doppelseitige Ptosis bei Okulomotoriuskernläsion rechts

Dieses zunächst verwirrende Bild entspricht der von Warwick (1953) angegebenen somatotopischen Gliederung des Okulomotoriuskernareals (Abb. 6). Danach kreuzen die Fasern für den Rectus superior im Kerngebiet des Okulomotorius zur Gegenseite und ziehen im gegenüberliegenden N. oculomotorius zum gegenseitigen Rectus superior, während die Efferenzen für den

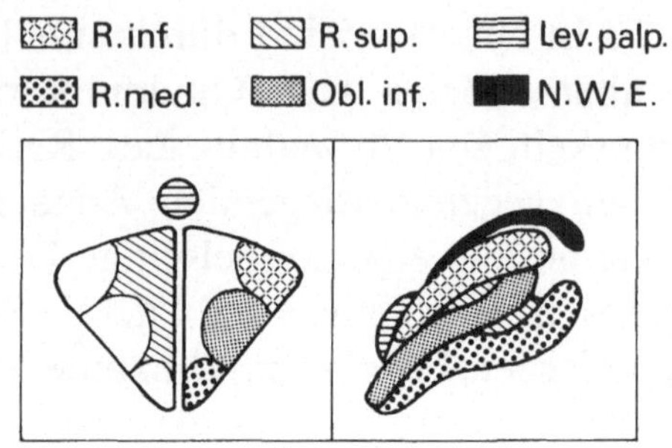

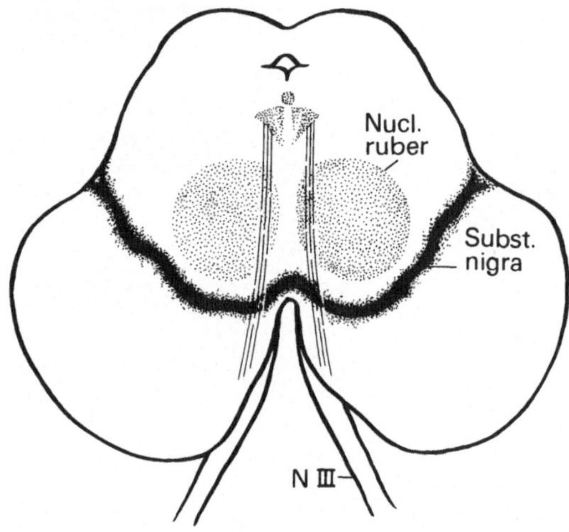

Abb. 6. Die Topographie des Okulomotoriuskerngebietes. Die Neurone für den M. rectus sup. kreuzen im Kernbereich (modifiziert nach Warwick 1953)

Rectus medialis, Rectus inferior und Obliquus inferior homolateral bleiben. Die doppelseitige Ptosis erklärt sich durch die unpaare Anordnung der Motorneurone für den Levator palpebrae beiderseits in der dorsalen Mittellinie der kaudalen Anteile des Kernmassivs.

Betrifft die Mangeldurchblutung das Areal des Nucleus ruber, so resultiert eine homolaterale Okulomotoriusparese mit Lähmung aller von diesem Nerven versorgten Muskeln durch Störung des faszikulären Verlaufes dieses Nerven und eine kontralaterale Hemiataxie.

Ist das gesamte paramediane Versorgungsgebiet betroffen, entsteht das Bild der Ophthalmoplegia cruciata (Weber-Syndrom), d. h. eine homolaterale Okulomotoriusparese mit einer kontralateralen Hemiparese. Dieses gekreuzte Syndrom ist jedoch lokalisatorisch nicht eindeutig, da ein ähnliches Syndrom auch bei raumfordernden Großhirnprozessen mit Einklemmung des Nervus oculomotorius im Tentoriumschlitz beobachtet werden kann.

Da die supranukleären Bahnen für die horizontalen Blickbewegungen durch das Mittelhirn ziehen und hier ventral der Okulomotoriuskerne kreuzen, können Hirnstamminsulte in diesem Bereich auch zu horizontalen Blicklähmungen führen (s. Beitrag Kömpf S. 4f.).

Im Bereich der Brücke führen Ischämien im paramedianen Versorgungsgebiet zu vielfältigen klinischen Syndromen, die eine getrennte Beschreibung rostraler und kaudaler Brückensymptome notwendig machen.

Im rostralen paramedianen Ausbreitungsgebiet der perforierenden Brückenarterien liegt der Fasciculus longitudinalis medialis (mittleres Längsbündel), dessen Läsion zur internukleären Ophthalmoplegie führt. Dieses Krankheitsbild ist als vordere internukleäre Ophthalmoplegie von Schiffter eingehend beschrieben (s. S. 65). Bei ischämischen Läsionen ist die internukleäre Ophthalmoplegie häufig von sehr diskreten Pyramidenbahnsymptomen auf der Gegenseite, wie Absinktendenz in den Halteversuchen oder positives Babinskisches Zeichen, begleitet.

Betrifft die Mangeldurchblutung auch die paramediane pontine Retikularformation (PPRF), so dokumentiert sich dieses an einer ipsiversiven Blicklähmung, die sich im Gegensatz zu großhirnbedingten Blicklähmungen oft schlecht zurückbildet. Gleichzeitig besteht meist eine tonische Deviation der Augen zur Gegenseite („der Patient blickt von seinem Herd weg"). Der vestibulo-okuläre Reflex bleibt bei Läsionen rostral des Abduzenskernes (s. u.) erhalten.

Inkomplette einseitige Lähmungen der PPRF dokumentieren sich durch eine ipsiversive Sakkadenverlangsamung, einen ipsiversiven blickparetischen Nystagmus und eine ipsiversive Optokinetikminderung.

Abhängig von der Ausdehnung des Hirninfarktes kann die Blicklähmung von einer Störung der Pyramidenbahn mit kontralateraler Halbseitenlähmung begleitet sein. Diese betrifft in charakteristischer Weise oft vorwiegend die proximale Muskulatur der oberen Extremität besonders stark. Gleichzeitig können durch Schädigung des Lemniscus medialis und des Tractus spinothalamicus kontralaterale Sensibilitätsstörungen nachweisbar werden.

Ein sehr interessantes Syndrom ergibt sich, wenn neben der PPRF auch das mediale Längsbündel betroffen ist. Man findet dann eine ipsiversive Blicklähmung und eine ipsilaterale internukleäre Ophthalmoplegie, das sogenannte Eineinhalbsyndrom (Fisher 1967).

Da es infolge einer akuten Schädigung der PPRF zu einer tonischen Blickdeviation nach kontraversiv kommt, der homolaterale Rectus medialis aber infolge

88

der Schädigung des medialen Längsbündels nicht nach
kontraversiv aktiviert wird, zeigt das Krankheitsbild zumindest in den Frühstadien eine Lateralabweichung des
kontralateralen Auges, weshalb das gesamte Krankheitsbild von Sharpe et al. auch als paralytische pontine
Exotropie bezeichnet wurde (1974) (Abb. 7).

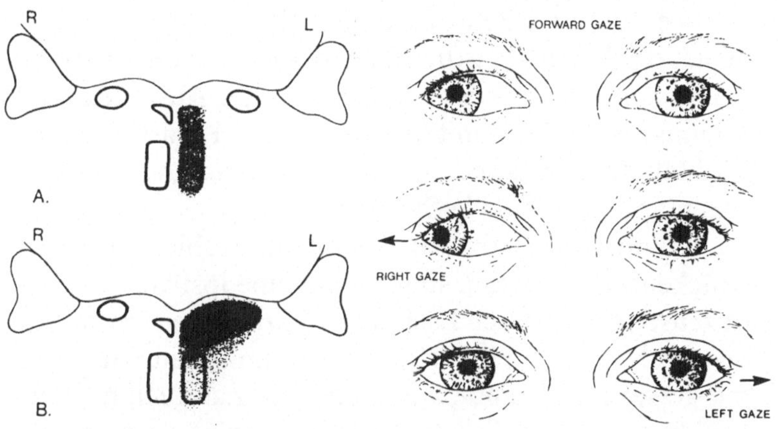

Abb. 7. Eineinhalbsyndrom bzw. paralytische pontine Exotropie
(nach Sharpe et al 1974)

Mangeldurchblutungen im paramedianen Versorgungsgebiet der kaudalen Brücke können, ähnlich wie
im Mittelhirngebiet, lediglich das Kernareal des Nervus
abducens betreffen. Diese Läsion manifestiert sich jedoch niemals als alleinige Parese des Musculus rectus
lateralis, sondern führt immer zu einer ipsiversiven
Blickparese infolge begleitender Schädigung der Inter-
neurone für den kontralateralen Musculus rectus medialis, die ja in Höhe des Abduzenskernes zur Gegenseite kreuzen. Außerdem kommt es infolge der engen
Nachbarschaft der um den Abduzenskern ziehenden

Fasern des Fazialis immer zu einer ipsilateralen Fazialisparese vom peripheren Typ. Diese begleitende Fazialislähmung erlaubt die Differenzierung einer Blicklähmung infolge Läsion in Höhe des Abduzenskernes von der durch Störung in der paramedianen pontinen Retikularformation hervorgerufenen gleichgerichteten Blickparese.

Die durch Ischämie im paramedianen Versorgungsgebiet der kaudalen Brücke hervorgerufene okulomotorische Symptomatik ist oft begleitet von Ausfällen des Lemniscus medialis mit kontralateralen Hirnstrangsensibilitätsstörungen und auch einer kontralateralen Halbseitenlähmung (Foville-Syndrom).

Ist im paramedianen Versorgungsgebiet nur der Brückenfuß betroffen, so resultiert eine ipsilaterale Abduzensparese – durch Läsion des faszikulären Verlaufes des Abduzens im Hirnstamm – mit kontralateraler Hemiparese, eine Kombination, die man z. B auch bei der Einklemmung im Tentoriumschlitz infolge supratentorieller raumfordernder Prozesse antreffen kann. Es handelt sich hierbei, ähnlich wie bei der Ophthalmoplegia cruciata Weber, um den seltenen Fall eines gekreuzten neurologischen Syndroms, dessen lokalisatorische Signifikanz nicht eindeutig ist. Differentialdiagnostisch auf eine Brückenläsion hinweisend ist die Tatsache, daß die Pyramidenbahnschädigung im paramedianen Bereich des Brückenfußes vorwiegend zu proximal, d. h. an den Schultern lokalisierten Paresen führt, was bei Großhirnläsionen nicht der Fall ist.

Eine Läsion im Versorgungsbereich der dorsolateralen Äste der Arterien der Brücke führt ebenfalls zu Funktionsausfällen von Fazialis und Abduzens. Die klinische Unterscheidung zu den paramedianen Syndromen gelingt durch die beim dorsolateralen Ausfall begleitenden Störungen der Sensibilität im homolateralen Gesichtsbereich infolge Läsion des Tractus spinalis nervi trigemini, das begleitende zentrale Horner-Syndrom und allfällige Funktionsstörungen des Vestibularis der gleichen Seite. Darüber hinaus besteht dann oft auch eine Störung der Hinterstrangsensibilität und der Schmerz- und Temperaturempfindung der kontralateralen Körperseite durch Läsion des Lemniscus medialis bzw. Tractus spinothalamicus (Gasperini-Syndrom).

Insgesamt gilt, daß bei Hirnstamminsulten eine homolaterale Sensibilitätsstörung im Gesicht und ein Horner-Syndrom auf eine Läsion im Versorgungsgebiet der dorsolateralen Arterien hinweisen, während eine Pyramidenbahnstörung der gegenüberliegenden Körperseite eher für eine Funktionsstörung im paramedianen Versorgungsgebiet charakteristisch ist.

Besonders bei Basilaristhrombosen kommt es zu ausgedehnten Infarkten der Brücke, die dann sowohl die paramedianen wie die ventro- und dorsolateralen Versorgungsgebiete beider Seiten umfassen können. Es entsteht dann das Krankheitsbild des locked-in. Das schwere Krankheitsbild ist durch eine Tetraparese und eine völlige Lähmung der Gesichts-, Sprech- und Kaumuskulatur gekennzeichnet. Auch horizontale Blickbewegungen sind nicht mehr möglich. Die Patienten sind jedoch wach und können sich durch vertikale Augenbewegungen verständlich machen.

Dorsolaterale Läsionen im ponto-medullären Übergangsbereich involvieren die Kernareale des Vestibularis und/oder Akustikus. Die dadurch hervorgerufenen

Symptome haben vor allem otoneurologisches Interesse und können hier nicht im einzelnen dargestellt werden. Angemerkt sei lediglich, daß die einseitige Kernläsion des Vestibularis zu einem Krankheitsbild führt, das dem des einseitigen Labyrinthausfalles gleichen und sich nur durch Beachtung von Begleitsymptomen – z. B. homolaterale Sensibilitätsstörungen im Gesicht, Horner-Syndrom, kontralaterale Sensibilitätsstörungen, dissoziierter und vertikaler Nystagmus etc. – differentialdiagnostisch abgrenzen lassen kann. Charakteristisch für die einseitige Vestibularisläsion ist der heftige Drehschwindel mit Übelkeit und Erbrechen und der Spontannystagmus mit rascher Komponente zur Gegenseite. Eine kalorische Untererregbarkeit des Labyrinthes schließt eine zentrale Läsion nicht aus, ebensowenig eine begleitende Innenohrschwerhörigkeit. Im Verlauf einiger Tage kommt es infolge zentraler Kompensation zur Verminderung der Symptomatik.

Ischämische Läsionen im Bereich der Medulla oblongata betreffen selten die paramedianen Versorgungsgebiete. Im Hinblick auf Augenbewegungsstörungen ist ihre Symptomatologie bisher wenig bekannt.

Da vermutlich Läsionen der Mittellinie im pontomedullären Übergangsgebiet zu dem Krankheitsbild des Down-beat-Nystagmus führen können, soll dieses hier abgehandelt werden. Es handelt sich um einen Vertikalnystagmus nach unten mit begleitenden Oszillopsien, der durch Lateralblick erheblich verstärkt wird. Gleichzeitig besteht eine Gang- und Standataxie mit Fallneigung nach hinten.

Nach Baloh und Spooner (1981) können dem Down-beat-Nystagmus Läsionen an unterschiedlichen

Orten zugrundeliegen (Abb. 8). Bei einer Läsion im Boden des 4. Ventrikels erklärt sich das Krankheitsbild dadurch, daß die von den hinteren vertikalen Bogengängen ausgehenden physiologischen Impulse zum jeweils kontralateralen Musculus rectus inferior im Kreuzungsbereich unterbrochen werden, wodurch ein tonischer Drift beider Augen nach oben entsteht, der durch eine sakkadische Augenbewegung nach unten korrigiert wird.

Ein entsprechendes Krankheitsbild dürfte zu finden sein bei doppelseitiger Floccusläsion, da diese archizerebelläre Struktur einen hemmenden Einfluß auf die von den vorderen Bogengängen über das Brachium conjunctivum zum Kern des Musculus rectus superior gelangenden tonisierenden Impulse ausübt. Der Wegfall der flocculären Hemmung dieser Impulse müßte bei beidseitiger Läsion wiederum zu einem tonischen Abweichen der Bulbi nach oben führen. Außerdem scheinen auch Impulse des Otolithen-Organes den Downbeat-Nystagmus beeinflussen zu können (Chambers et al. 1983).

Durchblutungsstörungen im dorsolateralen Versorgungsgebiet der Medulla oblongata führen zu dem bekannten Wallenberg-Syndrom, dem häufigsten ischämisch bedingten Hirnstammsyndrom überhaupt.

Die klinischen Symptome dieses weitgehend bekannten Syndroms sind charakterisiert durch ipsilaterale Sensibilitätsstörung im Gesicht, ipsilaterales Horner-Syndrom, Ataxie und Fallneigung zur Läsionsseite sowie ipsilaterale Störungen von Glossopharyngeus und Vagus. Der Nystagmus schlägt meist nach kontralateral. Auf dieser Seite findet man üblicherweise auch eine Ab-

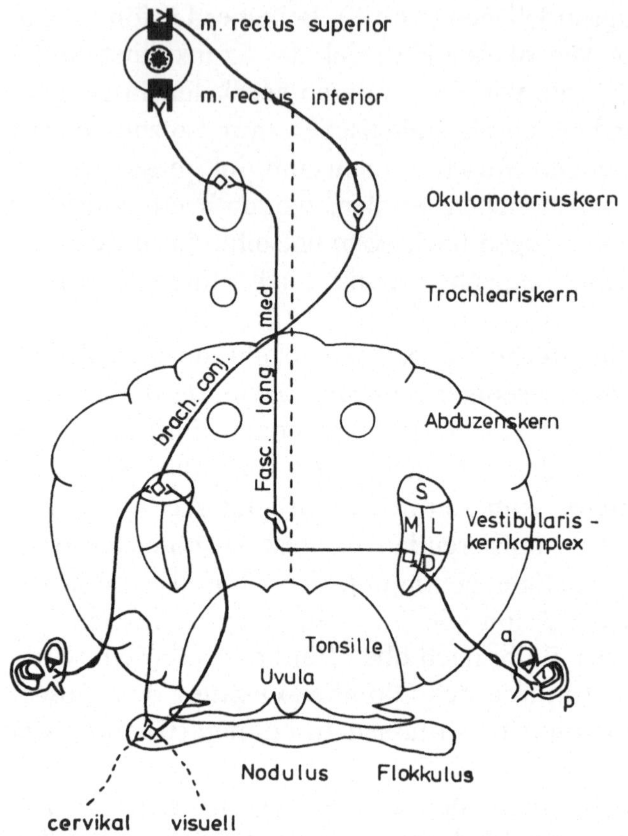

Abb. 8. Schema zur vestibulären und flocculären Stabilisierung vertikaler Augenstellungen nach Baloh und Spooner (1981, aus Th. Brand und W. Büchele 1983). Läsionen, die zu Downbeat-Nystagmus führen können, siehe Text

schwächung der Schmerz- und Temperaturempfindung, die das Gesicht immer ausspart.

Besonders charakteristisch, aber nicht obligat, ist ein richtungswechselnder Nystagmus, der bei Augenöffnung nach kontraversiv mit rotatorischer Komponente schlägt, bei Augenschluß seine Schlagrichtung aber zur Läsionsseite umkehrt. Wichtig sind auch noch lange Zeit nach Abklingen der akuten Symptomatik nachweisbare Störungen sakkadischer Blickzielbewegungen (Kommerell u. Hoyt 1973) mit ipsiversiver Sakkadenhypermetrie und kontraversiver Sakkadenhypometrie.

Abschließende Bemerkungen

Die dargestellten Symptome und Syndrome kommen nicht nur bei Hirnstamminfarkten vor. Sie sind vielmehr – wie alle neurologischen Symptome – nicht krankheitsspezifisch, sondern lediglich Ausdruck einer Funktions- und/oder Strukturläsion in einem bestimmten Anteil des zentralen oder peripheren Nervensystems. Ihr diagnostischer Wert liegt darin begründet, daß sie fast immer eine genaue lokalisatorische Zuordnung der Störung erlauben. Diese wiederum ist unabdingbare Voraussetzung für den rationalen Einsatz zusätzlicher, der differentialdiagnostischen Abklärung dienender Verfahren, von denen hier nur die gezielte Röntgennativdiagnostik des Schädels, das kranielle Computertomogramm, die Kontrastmitteldarstellungen wie Angiographie, Ventrikulographie und Zisternographie, die elektrophysiologischen Verfahren wie Elektronystagmographie, okuläre Elektromyographie und Elektroenzephalographie sowie die Liquordiagnostik genannt seien.

Da die Differentialdiagnose der mit Augenbewegungsstörungen verbundenen Hirnstamminfarkte so unterschiedliche Erkrankungen wie Blutungen, raumfordernde und entzündlich Prozesse, kraniale Polyneuropathien, okuläre Myasthenien und Myositiden umfaßt, ergibt sich zwangsläufig, daß ihre genaue Analyse sowie ihre syndromatologische und ätiologische Abklärung keinen diagnostischen Luxus darstellt, sondern oft – wenn auch leider nicht immer – zielgerichtete und erfolgversprechende Therapien ermöglicht.

Literatur

1. Baloh RW, Spooner JW (1981) Downbeat-nystagmus: A type of central vestibular nystagmus. Neurology 31: 304–310
2. Brandt T, Büchele W (1983) Augenbewegungsstörungen. Fischer, Stuttgart
3. Chambers BR, Ell JJ, Gresty MA (1983) Case of Downbeat Nystagmus Influenced by Otolith Stimulation. Ann Neurol 13: 204–207
4. Fisher CM (1967) Some neuro-ophthalmological observations. J Neurosurg Psychiatr 30: 383–392
5. Kommerell G, Hoyt WF (1973) Lateropulsion of saccadic eye movements. Electro-oculographic studies in a patient with Wallenberg's syndrome. Arch Neurol 28: 313–318
6. Marx P (1977) Die Gefäßerkrankungen von Hirn und Rückenmark. Fischer, Stuttgart
7. Sharpe JA, Rosenberg MA, Hoyt WF, Daroff RB (1974) Paralytic pontine exotropia. Neurology 24: 1076–1081
8. Warwick R (1953) Representation of the extra-ocular muscles in the oculomotor complex. J Comp Neruol 98: 449–504

Strabismus concomitans

B. Schmidt

Beim Begleitschielen ist der Schielwinkel in allen Blickrichtungen gleich groß. Beide Augen bewegen sich wie eine Einheit. Das konkomittierende Schielen ist, wie viele andere Krankheiten, kein einheitliches Krankheitsbild. Es ist vielmehr ein Symptom oder eine Krankheitsgruppe und umfaßt zahlreiche klinisch selbstständige Einheiten und deren Kombinationsformen. Sensorische, motorische, refraktorische, innervatorische und anatomische Veränderungen spielen ineinander und erschweren die Analyse des einzelnen Schielfalles. Zu bedenken sind die Anpassungsmechanismen, die dem Kleinkind möglich sind.

Schielen besteht dann, wenn es unmöglich ist, die Gesichtslinien auf den angesehenen Punkt gemeinsam zu richten. Die relative Position der Sehachsen ist das Resultat eines Gleichgewichts, – oder Ungleichgewichts –, der Kräfte, die die Augen gerade stellen wollen, und der Kräfte, die dem entgegen arbeiten.

Häufigkeit

Begleitschielen kommt in 4 bis 7% der Bevölkerung vor. Bei den Kaukasiern überwiegt das konvergente Schielen, bei den Asiaten das divergente. Schwarze sollen angeblich nicht schielen, aber das stimmt wahrscheinlich nicht. Schielen, da keine eigentliche Erblindungsursache, spielt bei den afrikanischen Augenärzten keine Rolle.

Tiere schielen offenbar nicht, die siamesische Katze ist als Mißbildung nicht hierzu zu zählen. Da die Gesichtsfelder der meisten Tiere, besonders der Tagtiere, nur einen geringen binokularen Anteil besitzen, also eine geringe Verschlüsselung, ist dies sehr verwunderlich. Jetzt gibt es allerdings in Amerika einen Affenstamm, der schielt, man erhofft sich daraus, endlich ein Versuchstier für die strabologische Forschung zu haben.

Einteilung der Schielformen

Die normale Augenposition ist, daß in Ferne und Nähe die Augachsen sich im angeblickten Punkt schneiden.

Durch einen ausgeprägten Epikanthus, oder durch einen großen Winkel kappa kann ein Schielen vorgetäuscht werden, es handelt sich dann um einen Pseudostrabismus.

Kleinere Abweichungen, besonders beim Sehen in die Nähe, werden noch als physiologisch angesehen.

Auch die für Ferne und Nähe bestehende Abweichung, wie sie bei besonderer Belastung, z.B. durch Prismen besteht, die sogenannte Fixationsdisparität, gilt als noch normal.

Wenn das Ziel nicht erreicht werden kann, haben wir Esotropie, Exotropie, Hypertropie, Hypotropie, Enzyklotropie, Exzyklotropie. Ferner können wir zeitweiliges, intermittierendes oder permanentes, manifestes, Schielen haben, sogar zyklische Formen sind bekannt.

Die Übergänge vom „normalen" zum Schielen werden immer ungenauer. Die obere Grenze des Mikrostrabismus ist mit 5 bis 6° angegeben, die untere ist nicht so genau festgelegt.

a) 0–10 Bogenminuten = Fixationsdisparität
b) 10 Bogenminuten bis 1° = Mikrostrabismus
c) 1–5° = Ministrabismus
d) mehr als 5° = manifestes Schielen

Ursachen

Beim Begleitschielen werden immer wieder anatomische Ursachen angeführt. Aus der Netzhautchirurgie, wo mit den Augenmuskeln nicht sehr zimperlich umgegangen wird, wissen wir, daß anatomische Ursachen nur eine untergeordnete Rolle spielen.

Die wesentliche Ursache des Schielens, die schon von Worth angegeben wurde, ist eine Störung der *Fusion*. So beschrieb schon Worth, daß Familienmitglieder von Schielern, die eine gute Fusion hatten (106 Fälle),

nicht schielten, während von denjenigen, die Fusions-
mängel aufwiesen, (37 Fälle), später 16 manifest schielten. Die Fusion kann nun durch eine Reihe von Faktoren gestört werden: Refraktion (Hyperopie, Anisome-
tropie), Innervationsstörungen, Vererbung, Früh- und
Mangelgeburten, Geburtstrauma und vieles mehr.

Eine besondere Ursache in der Schielgenese scheint
der sogenannte *Mikrostrabismus* zu sein, der kosmetisch
praktisch nicht auffällt. Viele konkomitierende Schieler
kann man durch die Therapie nur in einen Mikrostrabismus zurückführen. Goldmann schloß aus statisti-
schen Überlegungen, daß es im Zusammenwirken der
feedback-Mechanismen der Fusion und der Fixation
eine Reihe von kleinsten manifesten Schielabweichun-
gen geben müsse, die nicht nach größeren Schielwin-
keln, sondern primär vorhanden seien, er hat aus infor-
mationstheoretischen Gründen das Vorhandensein eines Mikrostrabismus postuliert.

Für die motorische Einstellung eines paarigen Or-
gans, wie das der Augen, muß ein neuer feedback-
Mechanismus für die gegenseitige motorische Einstellung sorgen, nämlich der Fusionsmechanismus mit
Fusionsbewegungen. Nach der Informationstheorie ist
jedes Informationssystem ein Wahrscheinlichkeitssy-
stem, wobei der Informationsgehalt nie absolut sein
kann. Jeder feedback-Mechanismus hat einen Einstel-
lungsfehler, so daß Bewegungsimpuls und Einstellung
in einem kleineren oder größeren Areal streuen. Selbst
bei Fixation bestehen unkoordinierte Augenbewegungen, die im Winkelmaß die Feinheit des stereoskopi-
schen Sehens überschreiten. Dementsprechend kann
auch keine Punkt-für-Punkt-Korrespondenz beider

Sehorgane bestehen, sondern nur eine statistische. Je geringer die Sehschärfe, je größer die Bewegungen im Zustand der Fixation, umso größer „das Rauschen des Systems".

Orthophorie

Von allen Koordinationsbewegungen sind wohl die Augenbewegungen am strengsten miteinander korreliert. Man muß sich nur einfach vorstellen: einen Arm kann man allein bewegen (– und den anderen ruhig halten –), ein Auge läßt sich seit dem Chamälion nicht allein bewegen. Netzhaut über Netzhaut ist im Corpus geniculatum laterale und der Area striata als Einauge vertreten, d. h. die Fusion bringt sie exakt zur Deckung. Dieser Zustand wird auch als *Orthophorie* bezeichnet. Eine Orthophorie ist dann vorhanden, wenn auch nach Unterbrechung der Fusion die Augen parallel stehen. Dies ist selten und nur bei kurzer Unterbrechung der Fusion, z. B. beim Cover-Test, der Fall. Wird die Fusion jedoch über längere Zeit verunmöglicht, z. B. durch eine Okklusion, so sind die Heterophorien die Regel. Beeindruckend ist es immer für junge Mediziner im Kurs, daß sie „normal" eigentlich selten orthophor sind. Orthophorie ist die Ausnahme. Bestimmend für die fusionsfreie Ruhelage sind antomische, optische und innervatorische Faktoren.

Die anatomischen Strukturen der Orbita, des Orbitainhaltes, der Muskeln und Faszien sind variabel und es ist eigentlich erstaunlich, daß trotz dieser Variabilität die Augen zu einem Parallelstand gelangen.

Heterophorie

Unter den innervatorischen Faktoren der Heterophorie unterscheidet man zweckmäßig solche, die dem Parallelstand entgegenwirken, also negative, und solche, die den Parallelstand unterstützen. Im Vordergrund der *negativen* Faktoren steht der Konvergenztonus. Besonders bei Kleinkindern ist der Tonus der Konvergenz stark ausgeprägt und kann durch emotionelle Faktoren wie Zorn, Verlegenheit usw. noch gesteigert werden. Der wichtigste *positive* Faktor, der eine Heterophorie kompensiert, ist die Fusion, deren Kraft mehr oder weniger stark sein kann. Bei gutem psychischem und physischem Allgemeinzustand können manchmal große Heterophorieabweichungen beschwerdefrei fusionell ausgeglichen werden. Vermindernd auf die Fusionskraft wirkt schlechter Allgemeinzustand, Ermüdung, Herabsetzung der Aufmerksamkeit, Verschlechterung der optischen Verhältnisse. Bekannt sind die Fusionsschwächen nach Schädeltraumen mit Contusio cerebri, oder die Doppelbilder bei einem Alkoholrausch.

Die durch Heterophorie verursachten Beschwerden sind sehr schwer zu beurteilen. Man spricht im allgemeinen von asthenopischen Beschwerden, die mit Kopfschmerzen, Ermüdung, Augenbrennen, Lichtscheu und Bildunschärfe einhergehen. Diese Beschwerden können

jedoch auch von anderen Ursachen herrühren, z. B. von
einer Konjunktivitis, einem unkorrigierten Refraktions-
fehler oder von einer beginnenden Presbyopie. Vor allem klagen Patienten mit Zervikalmigräne häufig über
supraorbitale Schmerzen, verbunden mit Leseschmer-
zen, was immer ein intensives ausgedehntes Suchen
nach Refraktionsfehlern und Heterophorien verlangt.
Ein sicheres Zeichen dafür, daß die Beschwerden durch
eine Heterophorie ausgelöst werden, ist das Aufhören
derselben nach Verschließen eines Auges. Obschon es
ein eigentliches Fusionszentrum nicht gibt, läßt sich die
Fusionsbreite recht gut messen. Die Normwerte der Fusionsbreite schwanken je nach Untersuchungsmethode.
Sie werden etwa mit 10 bis 20° Konvergenz, 4 bis 6° Di-
vergenz und 1 bis 2° vertikaler Fusionsbreite angegeben. Zyklophorien können bis zu 15° kompensiert werden. Die motorische Kompensation erfaßt allerdings
nicht die vollen 15°, sondern nur einen Bruchteil davon,
der übrige Anteil wird rein sensorisch kompensiert.

Es ist erstaunlich, welch große Abweichungen bei
Heterophorien manchmal fusionell ausgeglichen werden. So kann man Exophorien und Hyperphorien von
10° und mehr sehen, die kompensiert sind, die also
nach divergent oder vertikal eine Fusionseinstellung
von 10° zeigen, während sie beim Normalen in diesen
beiden Richtungen sehr gering sind. Der Grund liegt
wohl darin, daß üblicherweise nach divergent und vertikal keine große Fusionseinstellung notwendig ist und
daß diese demzufolge nicht eingeübt wird. Mit höheren
Ansprüchen steigert sich die Leistung. Der Mensch hat
im allgemeinen jene Fusionskraft, die er braucht.

Wenn Heterophorien keine Beschwerden verursachen, so ist keine Behandlung notwendig. Wird über Beschwerden geklagt, so ist immer noch die Frage offen, ob diese tatsächlich auf die Heterophorie zurückzuführen sind, oder ob andere Faktoren eine Rolle spielen. Auf die umstrittene Prismenkorrektur, auf die Übungen mit Prismen und schließlich auf die Operationstherapie der Heterophorie kann hier nicht eingegangen werden.

Korrespondenz (NRC)

Die rechte und die linke Netzhaut liegen im Corpus geniculatum laterale und der Area striata übereinander, ergeben einen Sinneseindruck = normale retinale Korrespondenz (NRC). Den korrespondierenden Punkten der Netzhäute entspricht in der Umwelt der Horopter.

Suppression

Wenn beiden Augen ungleiche Bilder dargeboten werden, tritt ein Wettstreit der beiden Sehempfindungen auf. Nun wissen wir alle vom monokularen Mikroskopieren, daß ein Bild, eine Sehempfindung, nicht beachtet werden kann.

Beim Schielenden besteht im Fundus eine Bildverschiebung, die zur *Konfusion* führt. Da das Schielauge ein Doppelbild sieht, das entsprechend verschoben ist, tritt Diplopie auf. Um das Doppelbild zu vermeiden, hat das Kind die Fähigkeit, das Doppelbild zu unter- drücken = *Suppression* (Konfusion = 2 Dinge am glei- chen Ort, Diplopie = 1 Ding an 2 Orten).

Die Suppression betrifft nicht das ganze Schielauge. Die Hemmungszonen sind die Makulagegend, das Zen- tralskotom und die Stelle, die das gleiche Bild wie die Makula des fixierenden Auges bekommt, das Fixier- punktskotom. Beim Strabismus alternans wechseln die Hemmungszonen von einem auf das andere Auge, die Suppression ist hier ein labiler Mechanismus. Beim einseitigen Schielen lastet hier die Hemmung immer auf dem gleichen Auge. Der anfangs labile Zustand geht in einen stabilen über: Der Hemmungsvorgang ist nicht mehr reversibel, es kommt zur Schielamblyopie.

Die Diplopie bzw. das Suppressionsskotom werden durch die Behandlung verändert. Es kann bei genügend kleinen Kindern der Weg zum Binokularsehen sein. Bei Erwachsenen kann jedoch z. B. durch eine Operation die Hemmung nicht auf der dann versetzten Netzhaut- stelle liegen, und es wird postoperativ doppelt gesehen.

Wenn die Anpassungsmechanismen ganz fehlen, kann aber eine Dauerdiplopie bestehen bleiben. Eine Sonderform ist der *Horror fusionis*. Hierbei stehen die Doppelbilder eng nebeneinander, das zeigt, daß ein rein motorischer Fehler nicht besteht. Es gibt auch eine monokulare Diplopie, wenn anomale retinale Korre- spondenz (ARC) und normale retinale Korrespondenz (NRC) nebeneinander bestehen.

Anomale retinale Korrespondenz (ARC)

Eine weitere Anpassung an die Schielstellung ist die ARC. Die Richtungsempfindung wird verschoben. Die subjektive Richtung geradeaus liegt nicht mehr in der Fovea, sondern im Bereich des Anomaliezentrums, des Strahles, der von „geradeaus" in das Auge trifft.

Zerebral werden nicht die üblicherweise korrespondierenden, sondern die anomal korrespondierenden Netzhautpunkte zu einem Bild vereinigt. Dadurch wird es dem Schielpatienten möglich, trotz Schielen beidäugig ohne Doppelbilder zu sehen. Die Verschiebung des Richtungswertes im schielenden Auge gilt nur, solange beide Augen offen sind. Beim einäugigen Sehen oder Fixationswechsel kehrt der Richtungswert „geradeaus" im Falle einer zentralen Fixation in die Foveola zurück. Im Falle einer exzentrischen Fixation können der binokulare und der monokulare Richtungswert miteinander übereinstimmen, aber im allgemeinen liegt die exzentrische Fixation näher an der Foveola als das Zentrum der anomalen Netzhautkorrespondenz.

Die ARC ist mit stark ausgeprägten Suppressionszonen kombiniert. Trotz der ARC und der Skotome ist eine Fusion und eine Stereopsis möglich, man muß nur mit genügend großen Objekten untersuchen. Die ARC ist sehr oft *harmonisch,* d. h. der subjektive Winkel ist bei 0°, der Anomaliewinkel entspricht dem Schielwinkel.

Bei der *disharmonischen* ARC ist der subjektive Winkel nicht bei 0°. Eine disharmonische ARC entsteht nach Schielwinkel-Änderungen. Es kann NRC neben ARC vorkommen. (Abb. 1)

106

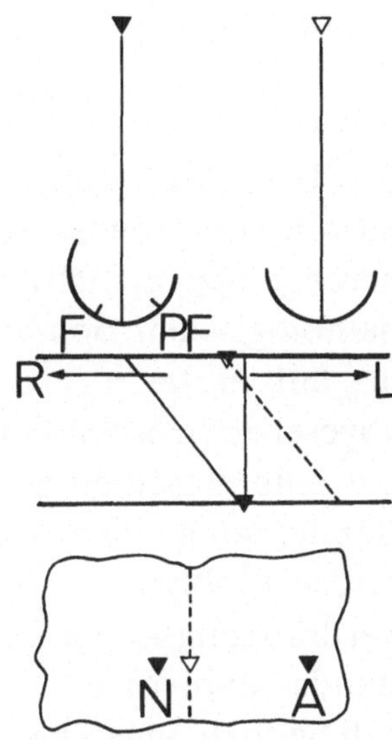

Abb. 1. Das rechte Auge fixiert zentral und sieht voll. Das linke Auge schielt nach innen. Der angeblickte Punkt wird nasal der Foveola (F) abgebildet, PF = Parafovea. Die Schrägstellung bei anomaler retinaler Korrespondenz (ARC) ist im mittleren Teil der Abb. 1 dargestellt. In der Hirnrinde (Abb. 1 unten) wird bei normaler retinaler Korrespondenz (NRC) der Punkt ungekreuzt (N), bei ARC gekreuzt (A) gesehen. In seltenen Fällen kann bei zu geringer Suppression und Vorhandensein von ARC und NRC eine Triplopie bestehen

Man nimmt allgemein an, daß die anomale retinale Korrespondenz eine sensorische Anpassung an die Schielstellung ist.

Amblyopie

Der Begriff der Amblyopie bezeichnet eine funktionelle Störung des Sehens, die sich in eingeschränktem oder herabgesetztem Sehvermögen bei Fehlen irgendeines pathologischen ophthalmoskopisch sichtbaren Befundes äußert. Im engeren Sinne bedeutet Amblyopie herabgesetzte Sehschärfe eines Auges, wobei es sich meist um eine einseitige Sehschwäche handelt. Unter diese Bezeichnung fallen Begriffe wie: funktionelle und organische Amblyopie; native und congenitale Amblyopie; Verdrängungs- oder Deprivations-Amblyopie bzw. Stillstands-Amblyopie. Meist wird Amblyopie als funktionell bedingt angesehen. Liegt eine Kombination von organischer und funktioneller Ursache vor, so spricht man von einer relativen Amblyopie. Wenn eine Visusverminderung durch Übung behoben werden kann, so ist der Beweis der funktionellen Natur der Amblyopie erbracht.

Zur Nativ- oder Kongenitalamblyopie gehören das Zapfenmangelsyndrom (cone deficiency syndrome) wie die Akromatopsie. Die Deprivationsamblyopie entsteht, wenn der normal angelegte Sehapparat an der Funktion gehindert wird, z.B. durch Ptosis congenita, HH-Trübungen, angeborenen grauen Star (Amblyopia ex anopsia). Im Tierversuch kann man an Zellen des Corpus geniculatum laterale und der Hirnrinde feststellen, daß sie nicht arbeiten und sogar schrumpfen, wenn keine scharfen Netzhautbilder übermittelt werden können. Die Stillstandsamblyopie entsteht durch eine Störung, die die normale Entwicklung der Sehschärfe anhält, z.B.

eine plötzlich auftretende Bildstörung durch eine Verletzung. Zur Stillstandsamblyopie gehören die anisometrope, die hyperope und meridionale Amblyopie. (Abb. 2)

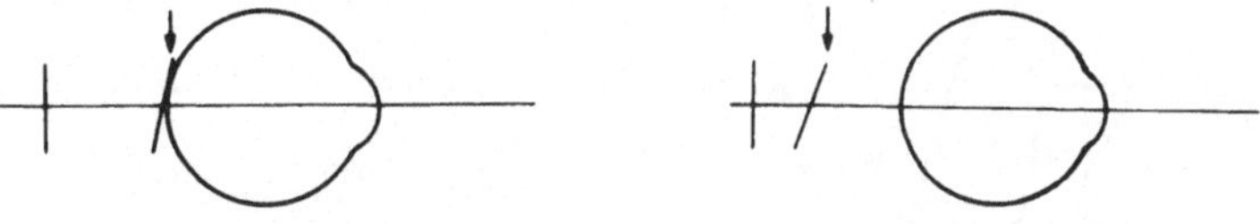

Abb. 2. Die Fokallinien stehen beim Astigmatismus senkrecht aufeinander. Beim einfach hyperopen Astigmatismus (Abb. 2 links) liegt eine Fokallinie in der Netzhaut, die andere dahinter. Die letztere wird folglich unscharf abgebildet. Beim zusammengesetzten hyperopen Astigmatismus (Abb. 2 rechts) wird die näher zur Netzhaut gelegene Linie (Pfeil) schärfer abgebildet, senkrecht dazu entwickelt sich die meridionale Amblyopie

Die Amblyopia strabica ist die wichtigste Amblyopieform. (Abb. 3) Etwa die Hälfte der konkomitierend Schielenden haben eine mittlere bis schwere Visusverminderung auf einem Auge. Ist die Amblyopie die Ursache des Schielens, oder umgekehrt, ist das Schielen die Ursache der Amblyopie? Warum einzelne Strabismusfälle eine hochgradige, andere eine mäßige Amblyopie aufweisen, ist ungewiß. Bei eineiigen Zwillingen kann es vorkommen, daß ein Zwilling alternierend schielt, während der andere eine Schielamblyopie mit exzentrischer Fixation aufweist. Auch bei familiären Fällen von Mikrostrabismen kann die Amblyopie stark variieren. Die sehr akzidentelle Natur der Amblyopie bzw. der Suppression zeigt sich häufig auch im guten Ansprechen auf die Therapie, im Gegensatz zur anomalen Netzhautkorrespondenz.

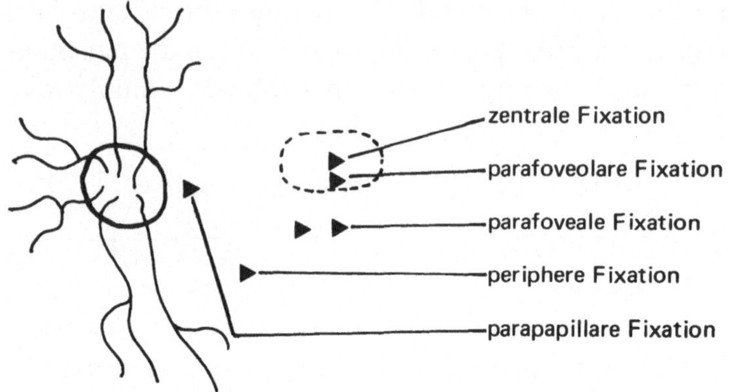

Abb. 3. Fixationstypen bei der Schielamblyopie. Die Fixation kann zentral sein oder exzentrisch. Je nach Lage der Fixation (sie wird mit dem Visuskop-Augenspiegel geprüft) wird die Lage der Fixation als parafoveolare, parafoveale, periphere und parapapilläre Fixation angegeben

Die Amblyopie kann in eine hochgradige, eine mittelgradige und eine geringgradige eingeteilt werden. Wichtig ist die Unterscheidung der Amblyopie nach Fixation in eine solche mit zentraler und in eine solche mit exzentrischer Fixation.

Einseitige Sehbehinderung führt zu einer tieferen Amblyopie als beidseitige Behinderung. Dies läßt sich nur durch binokulare Interaktionen erklären, wobei das gesunde normale Auge Hemmungen auf das sehbehinderte Auge ausübt. Es ist schwierig, Deprivation und Hemmung in der Amblyopie-Entstehung zu differenzieren. Wahrscheinlich ist bei der Schielamblyopie die Hemmung der größere Faktor.

Bei der Amblyopie sind nicht alle Funktionen des Sehorgans gleichmäßig herabgesetzt. Das Kontrastempfinden ist vergleichsweise gering. Die Fovea des amblyopen Auges verhält sich bei photopischen Bedingungen, als ob die Zapfen dunkeladaptiert wären, oder als ob auch bei Helladaptation der Zustand der Stäbchenfunktion wie bei Dunkeladaptation bestünde. Ein Neutral-Grau-Filter setzt bei einem gesunden Auge die Sehschärfe herab, nicht dagegen bei einem amblyopen.

Die Herabsetzung der Sehschärfe für Reihenoptotypen, die sog. Trennschwierigkeit, ist ein wichtiges Phänomen, und hat mit der Hemmung vom gesunden Auge aus zu tun. Unter dichoptischen Bedingungen ist dieser Effekt größer als bei Prüfung mit nur einem Auge.

Das konkomitierende Schielen ist ein komplexes Geschehen. Je früher es erkannt wird, je früher es behandelt wird, um so eher hat der Patient Chancen, ein gutes Sehvermögen beider Augen zu erlangen, und um so eher wird er Binokularfunktionen bekommen. Man darf aber nicht vergessen, daß Grundfehler in der Fusion vorhanden sind und wir mit einem Teilerfolg in der Therapie schon zufrieden sein müssen.

Sachverzeichnis

114